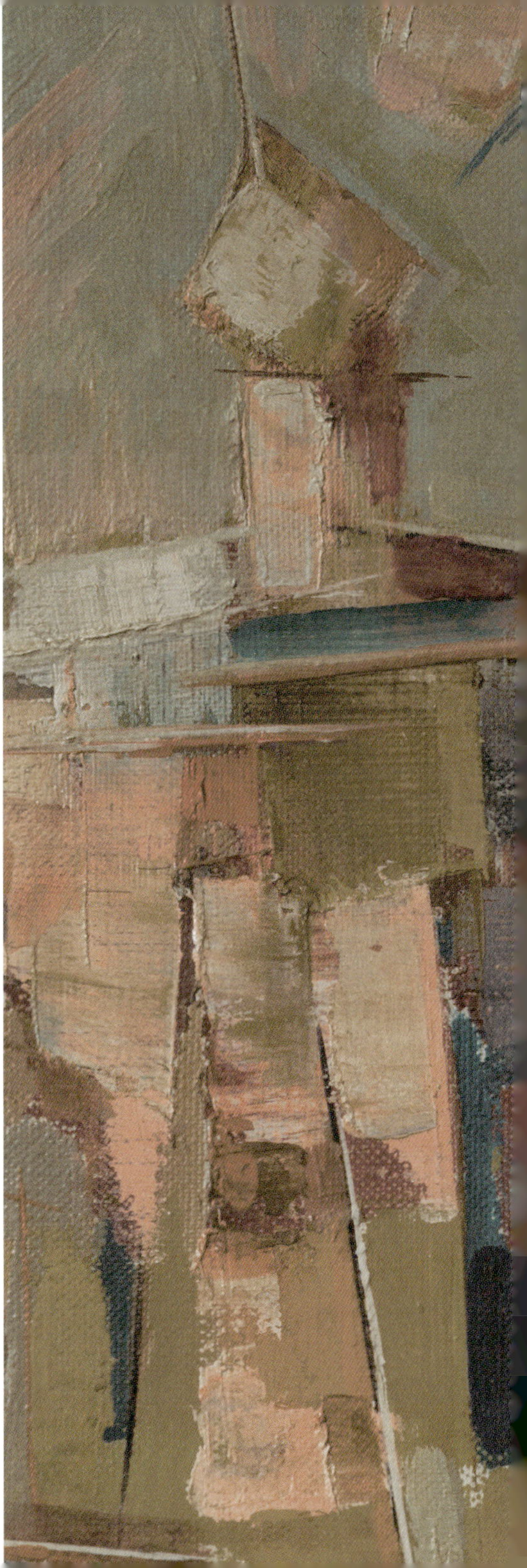

スピリチュアルケア研究

基礎の構築から実践へ

窪寺俊之

聖学院大学出版会

はじめに

　私がスピリチュアルケアに初めて関心を持ったのは、神学校の授業科目の一つで心の目が開かれたことがきっかけである。神学校の授業は、宗教哲学、キリスト教倫理など、主に宗教やキリスト教の理論的・神学的教科が中心であった。それに加えて宗教を求める人の心や傷ついた心へのケアを学ぶ教科があり、私は後者に非常に心が引かれた。病む人、被災した人、抑圧された人へのケアこそが宗教の役割であり責任だと思っていた私の心を揺り動かした。以来、教会の牧師や病院のチャプレンになって傷ついた心や魂へのケアを自分の人生の課題としてきた。そして、その人たちとのかかわりの中から多くのことを教えられてきた。

　スピリチュアルケアの必要性が欧米でホスピスを中心に認められたのが一九六〇年代である。しばらく遅れて日本にもホスピスが誕生し、死に逝く人への全人的ケアが進んだ。十年前、二〇〇七年に「日本スピリチュアルケア学会」が立ち上がり、スピリチュアルケアの実践活動が広がり、二〇一三年には「スピリチュアルケア師」の資格が授与されている。そうして、ホスピスのみならず、高齢者福祉、グリーフワーク、教育にもケアの場は広がっている。

今、スピリチュアルケアへの関心は拡大と深化の時を迎えている。スピリチュアルケアを求める領域が人間生活全般に広がり、「生命《いのち》の質」の向上に役立つことが期待されている。また、生きる意味や目的をスピリチュアルな世界に求めようとする若者、壮年者、高齢者も見られる。物質主義、科学主義がもたらした人間性や人間の内的世界の軽視の結果、自殺や引きこもりなどの問題が深刻化している。このような時代だからこそ、スピリチュアリティへの関心も期待も大きい。スピリチュアルケアの学問的研究が求められている。

この論文集は、聖学院大学総合研究所スピリチュアルケア研究室の働きの一つとして筆者が発表した論文と講演原稿を集めたものである。スピリチュアルケア研究室は臨床現場から浮かび上がるテーマを学問にする努力を積み重ねてきた。この論集に集められた論文も、日常の現場で直面する課題に解答を見つけ出そうとした試みである。

筆者が二〇〇八年四月から二〇一六年三月までの八年間に、聖学院大学出版会発行の「スピリチュアルケアを学ぶ」シリーズ（全七巻）や「臨床死生学研究叢書」（全五巻）に発表した論文等に今回追加・修正を加えた。初出は「あとがき」にまとめている。

第Ⅰ部第一章から第七章までの論文には、要旨とキーワードを追加した。要旨を読んでいただくと全体の内容をつかむことができる。各章の順序は発表年月ではなく、内容を重視して並べ替えた。第一章は、宗教的ケアとスピリチュアルケアの相違を明確化し、それぞれのメリット、デメリットを明らかにした。第二章は、小説家高見順と牧師夫人原崎百子の闘病記を分析し、宗教的ケアとスピリチュアルケアの特徴を明らかにした。第三章は、スピリチュアルケアには患者の「信ずる力」の強化が必要であるが、「信ずる力」を分類し、それぞれの特徴を考察した。第四章は、宗教や信仰を持たない人への「執り成しの祈り」ためのスピリチュアルケア（作法）を取り上げている。第五章は、スピリチュアルケアのためのアセスメントを取り上げた。アセスメントの実用化には、利便性が重要であることを指摘して、スピリチュアル・ヒストリー法を紹介した。第六章では、筆者が臨床体験から創り出したスピリチュアル・ヒストリー法である〈信望愛〉法を紹介した。第七章は新たに執筆した研究ノートで、『『スピリチュアリティとは何か』をあらためて問う」と題して、スピリチュアリティの積極的側面だけでなく、消極的側面もあることを指摘した。

第Ⅱ部第八章から第十一章は、いろいろの機会に講演した原稿である。スピリチュアルケアの視点から、若い人やその両親たちに向けて語ったものである。学術的議論は少なく読みやすい内容になっている。取り上げたテーマは自殺念慮、生きる意味の喪失、魂の叫び、魂への援助などである。

それぞれの論文には内容の一部に重なるものがあるが、それぞれで完結した論文になっているので、読者には関心のあるテーマを選んで読んでいただければ幸いである。

筆者の願いは、人生には苦難や悲劇もあるが、与えられた生命を肯定し輝かせるための支えになれるケアの構築である。この願いがどこまでかなったかわからないが、読者の皆様のご批判とご指導を願うものである。

窪寺　俊之

目次

第Ⅰ部

■第一章■

「宗教的思考」から「スピリチュアルな思考」へ

――H・S・クシュナーの悲嘆を中心に

要旨

人生の苦難や愛する人との死別は、深い無力感、虚無感、無意味感や自死の原因になることも多い。「なぜ、こんな苦しみを負わなくてはならないのか」「特別悪い事をしていないのに…」という問いを持って宗教に解決を求めることがある。ユダヤ教のラビであるH・S・クシュナーは、愛する息子が早老症になり、幼くして老人の風貌となって死に向かう苦しみを味わった。クシュナーはユダヤ教の教えの中に苦しみの解決を求めたが、残念なことに納得できる解答が見つからなかった。そこで、ユダヤ教の教典の一つである『ヨブ記』を丁寧に読み、解釈を試みた。彼はそこに正統的ユダヤ教とは異なる神理解を発見し、悲嘆にある自分を慰めるスピリチュアルな神観にたどり着いた。それはスピリチュアルな「しなやか」な思考方法で、より彼の魂に触れた慰めとなった。

キーワード：不条理、悲嘆、宗教、神理解、しなやかな解釈

一　はじめに

今日、医療、看護、介護福祉の分野でスピリチュアルケアの重要性が認識されている。特に、末期がん患者の生活の質の向上にスピリチュアルケアが果たす役割が大きいと言われている[1]。スピリチュアルケアの本質が論じられる中で、スピリチュアルケアと宗教的ケアとの相違点なども問題になっている[2]。

「スピリチュアルケア」と「宗教的ケア」は患者の魂のケアを目的にしながら、ケアの方法に相違点がある。その根本的理由の一つは、両者の思考方法が異なっていることと考えられる。両者はケアという点では同じ目的を持ちながら、「スピリチュアルケア」は「宗教的ケア」よりもケアの幅が広く、例えば、音楽や自然が持つ癒やしも包含している。

愛する人を失って魂のケアを必要とする人たちには、しばしば、無力感、虚無感、無意味感や、「うつ」などの症状を含む心理的症状があって、ケアが必要と言われている[3]。同時に、悲嘆の原因となった事柄が「なぜ自分に起きたか」という哲学的、宗教的問いが強く働いている。しばしば、人間の能力を超えたもの（神仏）への宗教的問い、「なぜ、私がこんな苦しみを負わなくてはならないのか」、「自分が過去に誤りをした罰ではないか」という例に見られるように、苦難の理由を問うかたちをとる。これらの苦難への疑問は、二つの方向性を持ち、一つは、神仏など人間の理性を超えたものへの問いとなる。もう一方では、「罰が当たるようなことはしていないのに」というように、自分の内部に原因を求める形態をとる。このように自分を超えた神仏や自分の内部に苦難の理由を求める思考法を「スピリチュアルな思考」と名づけた。[4]このような「スピリチュアルな思考」は「宗教的思考」と類似していて、人間の理性を超えた超合理性を持つという共通点がある。[5]この論文では「スピリチュアルな思考」と「宗教的思考」の相違点を明らかにするために、ユダヤ教のラビ（教師）H・S・クシュナー（Harold S. Kushner）が直面した息子を失う悲嘆をどのように解決したかについて考えてみたい。その上で、スピリチュアルな思考法が持つ特徴が「しなやかさ」にあることを明らかにして、悲嘆を癒やすためにスピリチュアルケアが果たす役割を明らかにしたい。

二　不条理と悲嘆

愛する者を失う悲嘆には、不安感、無力感などの心理的症状と同時に身体的症状が伴うことはすでに多くの研究が明らかにしてきた。[6]愛する者を失った者には「なぜこのようなことが自分に起きて、他の人には起きないのか」という問いがついてくる。このような問いに苦しむ人へのケアは、カウンセリングや心療内科的ケアと同時に哲学的宗教的ケアが必要である。[7]

この論文ではユダヤ教のラビであるH・S・クシュナーのケースを取り上げて考えてみたい。このケースでは愛する息子が早老症で幼くして老人のような風貌になり、日々、死に向かって苦しみを味わった。父親であるラビのクシュナーは息子の負った苦しみを見ながら、なぜ、そのような苦しみが自分たちの身に起こったのかと悩み苦しんだ。

クシュナーが苦しみに直面したとき、二段階のプロセスを経た。まず、最初に、ユダヤ教の枠の中に解決を見つけ出そうとした。ユダヤ教が示す神学的解釈を探してみた。しかし、解決を見いだせなかった。そこで、次の段階は伝統的ユダヤ教の解釈を脇に置いて、もう少し広い枠の中に解答を見つけ出そうとした。ユダヤ教の枠での思考を「宗教的思考」とすれば、次の思考は「スピリチュアルな思考」と言える。この思考法については次のところで明らかにし、両者の相違点を分析したい。

1　苦悩の出発

H・S・クシュナーは、マサチューセッツ州ナティックのユダヤ教会のラビである。ニューヨーク市ブルックリンで生まれ、コロンビア大学やイスラエルのヘブル大学でも学び、クラーク大学やユダヤ教の神学校（JTS）で教鞭をとった。一九六〇年にユダヤ教のラビとして按手を受け、三十年以上にわたって牧会し、六つの名誉博士号を持つ。『ふたたび勇気をいだいて——悲嘆からの出発』(8)（以下、同書からの引用は（　）に頁数のみを示す）は、一四カ国語に翻訳され、他にも多くの著書がある。

アーロン・Z・クシュナー（一九六三—一九七七）はラビH・S・クシュナーの息子として誕生。

生後八カ月で体重の増加が止まった。一二カ月で髪の毛が抜け始める。早老症と診断を受ける。[9]一四歳二日で召される。クシュナーは息子を見ながら、なぜ自分の息子だけがこのような苦しみを負わなくてはならないのかと悩み苦しむ。

2　H・S・クシュナーの心理的怒りと哲学的・宗教的問い

クシュナーは息子の苦しみを見ながら「この不公平な出来事に対する深い痛みに私はとらわれていました。こんなことが起こるなんて、どこに道理があるのだ」と述べている（vi）。ここにある「深い痛み」には彼の複雑な苦痛が含まれると思われるが、まず、心理的動揺、不快感、怒りが見られる。それに加えて人間存在の不公平性に対するクシュナーの深い哲学的、宗教的問いがある。愛する息子を襲った早老症という病気が、他の子どもたちには起きていない。わが子の人生と他の子どもたちの人生には不公平があると感じた。人間としての生物的生命では同じ生命でも、社会に生活する上で負う「いのちの質」は異なっている。[10]クシュナーはアーロンが「人からじろじろ見られること」の精神的苦しみや、「野球選手になれない」制約について語っている。

クシュナーはこのような息子が負った不公平な人生の中で悩み、なぜ自分たちが苦しまなくてはならないのかと苦難の理由を求めて哲学的・宗教的説明を求める。次のような問いである。

① 神の前に正しい生き方をしていると思っている人に、なぜ、不幸が襲ってくるのか

「私は、自分が神の御心にかなう生き方をしていると思っていたのです」(vi)。

② 息子がなぜ父の怠慢や高慢の罪に対する罰を受けなくてはならないのか

「怠惰や高慢の罪が私にあり、それに対する罰だとしても、なぜそれをアーロンが受けなければならないのでしょうか」(vii)。

③ 神は保護者ではないのか

「神は……全知全能の存在で……［正しく報い厳しく戒め］……見守ってくれる神」(vii) ではないのか。

このような問いを持ったクシュナーは、ユダヤ教での一般的解釈に慰めを求めた。

3 クシュナーが見つけたユダヤ教の六つの宗教的解釈

(1) 不幸は犯した罪に対する報い

ユダヤ教では、不幸は犯した罪に対する報いだという解釈をしているという。クシュナーは聖書を引用している。例えば「主に逆らう悪人は災いだ。彼らはその手の業《わざ》に応じて報いを受ける」(イザヤ書三・一一。新共同訳、以下同様)、「神に従う人はどのような災難にも遭わない。神に逆らう者は災いで満

たされる」（箴言一一・二一）。この考え方は「神は正しい裁きをするお方であり、災いが人（とくに自分以外の人）を襲うのは犯した罪の当然の報いだ、という考え方」だとクシュナーは言う（九）。

しかし、クシュナーは自分たちを襲った苦難は罪に対する報いとは考えられなかった。その理由の一つは、他の人と比べて自分たちが特別に悪いことをしたとは思わなかったからである。自分たちだけが不幸を負った不公平感を強く持ったのである。

（2）時間がたてば、明らかになる

クシュナーは「主よ、御業はいかに大きく、御計らいはいかに深いことでしょう。愚かな者はそれを知ることなく、無知な者はそれを悟ろうとしません」（詩編九二・六—七）を引用する。神の計画は偉大で悟るには時間が必要だという。このような考え方には、神への「願望」が多く含まれていると反発している（一四）。その理由は「神が、いつでも正しい人に悪を乗り越えていく十分な時間を与えるとは限らない」（一五）ので、神の意図を理解できる前に死んでしまうことがある。クシュナーは、「長い目で見れば、正しい人は栄える」という楽観主義に賛成できないという。このような考え方は、今の苦しみを和らげる慰めにはならいないと主張する。

（3）人間には理由がわからないが、神には計り知れない理由がある

クシュナーは「不幸にみまわれた人は往々にして……神の意志は自分たちのはかり知るところでは

ない、と考えて自分を納得させようとする」と述べている（一六）。このように無理矢理に理由づけして納得しようとするのは、「理由もなく災難にみまわれる」ことが人間には耐えられないことだからであるという（一七）。神は私たちの知的能力を超えて大きいので私たちには全部理解できるわけではない。この解釈は、苦痛をただ、我慢して受け入れるしかないとして「神への怒りを押さえよう」とすることだと指摘する（一八）。それは今苦しむ者への慰めにはならないし、神と善である世界への「素直な信仰」をもはや持たせなくしてしまうという（二二）。

（4）何かを教えようとする教育的意味がある

ユダヤ教正統派の偉大な教師ジョセフ・B・ソルヴェチックという人は「苦しみは徳を高め、高慢さや浅薄な考えを浄化し、その人をより大きくするためにある。つまり、苦しみの目的は、その人の人格の欠点を修正することにある」（二三）という。また聖書に「かわいい息子を懲らしめる父のように、主は愛する者を懲らしめられる」（箴言三・一二）とある。ユダヤ教には、神は不幸を通じて何かを教えようとしているという考えもある。不幸を通じて自分の本当の姿に気づかせて反省させ、成長させる教育的意味があると解釈する。クシュナーはこのような考えは「神の立場をまもり、あれこれことばや考えを費やして悪を善、痛みを恩恵と言い換えることでしかない」と厳しく反対する（二七）。クシュナーは、愛する子として身体障害児や未熟児を持つことで教えようとすることは、「人の生命の価値をあまりにも無視しすぎてい」ると指摘し、そのように考える人に怒りさえ覚えると指摘する（二八）。

（5）信仰の強さを試みている

ユダヤ教神学には不幸は信仰の強さを試すための試練（テスト）であるという考え方があるという。試練にある人に創世記二二章のアブラハムが息子イサクを神に捧げて神のテストに合格した記事を読むように勧めるという。しかし、ここでクシュナーは「神は私の内にある信仰の強さを見抜き、苦しみを乗り越えられると見抜いたので、ほかでもないこの私を選んだのだという考え方によって、安らぎを覚えることはありませんでした」と自分自身の体験を述べて反論する（三〇）。たとえ神に特別選ばれたとしても「特権意識」など持たなかったという。そして、苦しみがいかに多くの人たちの生活を破壊したかを挙げて、「もし神が私たちをテストしているのなら、私たちの多くは落第しているということぐらい、もう気づいてもいいはずです」と皮肉を込めて述べている（三一）。

（6）よりよい世界への解放

幼い男の子が自動車にはねられて死んでしまった。その子の追悼の言葉の中でユダヤ教の聖職者が「今は喜びの時なのです。なぜなら、マイケルは、汚れのない魂のままでこの罪と苦しみの世界から天に召されたのですから。今、彼は、苦しみも嘆きもない、幸せな場所にいるのです」と話したという。クシュナーはユダヤ教の聖職者からこのような言葉を聞かされた両親が気の毒に思えたという（三二）。襲ってきた不幸に痛み嘆く心を「どう理屈をつけようと、それで傷や死がなくなるわけではない」という（三三）。また、「この地上での生を超えたどこかに別の世界がある」とユダヤ教は語っている(三三)。クシュナーはこのような考え方は、まったくの希望でしかなく現実性がないという。「死後のことについて私たちは明確に知ることができないのですから、もうひとつの世界などなかった場合にそなえて、この世界のことを真剣に考え、ここでの意味や正義を追い求めるように努めるべきなのです」と語っている(三四―三五)。結局、このような考え方も、今の苦しみを慰めることにならない。アーロンを失ったクシュナー夫婦には今の苦しみを生きる慰めが必要だった。

以上の六つの解釈の共通点は、クシュナーには「神の信望を傷つけない」ことであると考えられた(三五)。神を擁護するもので、苦しむ人には慰めになっていなかった。このようなユダヤ教神学の解釈の問題点は、神は全知全能で公平な方であるという前提がある点だとクシュナーは主張する。この前提を疑うことさえ神への不信仰をあらわすとの恐れがあるように見えた。そのために神の全知全能性を検討してこなかった。その結果、痛む人に慰めになる言葉を見いだせなかった。

クシュナーが必要としたのは、不治の病を負って生まれ、社会生活で大きな重荷を負わされ、夢の実現がかなわない人生を負った人の叫びと怒りをぶつけるものであった。人生の苦難に心を痛める者をしっかりと受けとめてくれる神が必要であった。伝統的神理解には自分の怒りをぶつけられなかったし、神の公平に疑問があったし、神は遠い存在でしかなかった。人々の中にはこの解釈をもって苦しんでいる人に慰めを語ろうとする人がいるが、その人は傍観者だとクシュナーは批判する。「気まぐれな傍観者にとっては、神の意志によってすべてが動いていると説明することで気がおさまるかもしれませんが、肉親を失ったり不幸にみまわれている人にとっては、これほど侮辱的なことはないということです」[11]（四八）。

4 『ヨブ記』の神理解

クシュナーは伝統的神理解の中に慰めを見いだすことができなかった。ここでクシュナーはユダヤ教の解釈に答えを見いだすことを諦めて、聖書の『ヨブ記』に納得いく答えを探し始めた。

ヨブは正しい人であったにもかかわらず、財産を失い、家族も失い、ついには自分自身もひどい皮膚病にかかり、素焼きのかけらで体中をかきむしった。その姿を見た友人はヨブの激しい苦痛を見ると、話しかけることもできなかった。その時、「ヨブは口を開き、自分の生まれた日を呪って、言った。わたしの生まれた日は消え失せよ。……なぜ、わたしは母の胎にいるうちに、死んでしまわなかったのか。せめて、生まれてすぐに息絶えなかったのか」（ヨブ記三・一―二、一一）と死を願うほどに苦しんだ。神の前に正しく生きている人が、なぜ、これまでの苦しみを負わなくてはならないのか。神は、なぜ、ヨブに苦難の襲うのを許したのか。「主はサタンに言われた。『それでは、彼のものを一切、お前のいいようにしてみるがよい。ただし彼には、手を出すな』」（ヨブ記一・一二）とある。

クシュナーは『ヨブ記』を読み、その成立過程を調べて、これを書いた著者のテーマを探る。『ヨブ記』の資料となった古い民話では、神は正しい人ヨブの「忠誠心を確かめるために」、彼を苦しめ

「最後にはたっぷりと報奨を与えて、ヨブに対する〝うめあわせ〟をする」という（五一）。ヨブはすべての物を失ったが、忠誠心を守り通したので、神が報いを与えてくださるというハッピーエンドの物語になっていたという。しかし、クシュナーによれば、『ヨブ記』の作者はもっと深いことを問題にしているという。それは「神のあわれみ、責任、そして公平さ」だという（五三）。そして、『ヨブ記』の著者は、友人たちやヨブ自身とも違う立場をとっていると書いている（五三）。

クシュナーがこの新しい解釈に至るのにとった手順は次のようである。彼は三つの命題を立てた（四六）。そして『ヨブ記』の著者の意図は、この命題を解くことで明らかになるとした。

（A）神は全能であり、世界で生じるすべての出来事は神の意志による。神の意志に反しては、なにごとも起こりえない。

（B）神は正義であり公平であって、人間それぞれにふさわしいものを与える。したがって、善き人は栄え、悪しき者は処罰される。

（C）ヨブは正しい人である。

このような命題を立てた上で、クシュナーは次のように述べている。まず、ヨブの友人たちの論理について述べる。その論理では、ヨブの苦しみは「ヨブは当然の報いを受けたのだ」とした（四七）。つまり、（C）のヨブは正しい人である点を否定して、神は全能であり、正義であり、公平であるとした。そしてこのような当然の報いという考え方は教え込まれた信仰であるので、この考え方から解放されることは困難であるとした(四七)。クシュナーは、このような神を全能で正義の方と信じ、ヨブの苦しみは過ちの報いだという考え方に心理的理由があると指摘している。ドイツ語のSchaden-freudeは「自分ではなく他人がなにか不利益(Schaden)をこうむったときに、思わず安堵の喜び(Freude)を覚えて困惑することを意味します」と述べている(四八)。この安堵と困惑の感情は、戦場で戦死した友人と生き残った自分との間で経験したり、同じようにカンニングした友人が見つけられて怒られたときなどに経験するという。戦場で友人が死んで自分が生き残れたことも、カンニングで自分が見つからなかったことも、そこには特別の理由などないとクシュナーはいう。ましてや神が特別の配慮したなどということはない。しかし、人間は後ろめたさを持つ。その複雑な苦痛の感情を解決しようとして、戦死者や友人に被害を被った理由を見つけて自分の感情を安定化しようとするものと指摘している(四八―四九)。このような理由づけは、苦しむ人を慰めるためのものではなく、傍観者が自分を納得させるためのものだという。

もちろんヨブはこのような友人たちの論理には納得できなかった。『ヨブ記』の中のヨブはどんな立場だったか。ヨブの論理は「自分はけっして悪い人間ではない。……完全無欠ではないかもしれません。しかし、なにも失わずにいるほかの人と比べてみても、家や子供や財産や健康を失わなければならないほど、道徳的に悪いことをしたわけではない」というものである(五〇)。そこで次にクシュナーは神は公平で善であるという(B)の命題を否定した。神は公平で善でないとすると、神は何なのか。「神は公平だとか正義だとかいう思考の枠の中におさまらないほど絶大な力をもっている」とした（五〇）。私たちが持つ公平・正義の基準は小さいが神はもっと大きな考え方をする。だから、私たちが公平・正義を語ることは無意味である。私たちがすべきことは、ただ神への忠誠である。そして、結果的には「神の偉大さを賛美する」ことを余儀なくされることになる（五二）。そして、この論理では、正義や公平を神に求めず、ひたすら神への忠誠心を求めているので、自分が納得できるように「裁定人」が欲しいと願うことになるとクシュナーはいう（五一）。自分が負った苦難への怒りや不公平感は消えない。また、この論理は、「相手が神なのですから、悲しいけれどもどうすることもできない」という絶望感を与えてしまう（五一）。この論理には、神が絶大であるゆえに理由説明もなく忠誠心だけ求められる苦しみがある[12]（五二）。そして絶大すぎる神に忠誠を示そうとするために、自分の気持ちを押し殺す結果になる。そして、結局は、「理不尽な世界に住んでいるのだと」自分に言い聞かせて、諦めるしかしかたがなくなると、悲痛な苦しみを述べている（五二）。

クシュナーはヨブの友人の論理とヨブのとった態度を描きながら、『ヨブ記』の著者が主張した点は、ヨブの友人たちの「因果応報思想[13]」でもなかったし、ヨブ自身の「諦め[14]」の論理でもなかったと主張している。むしろ、神の全能についての（A）を否定して（B）（C）を承認することであるとしている。『ヨブ記』が本当に言いたかったことは、神もヨブも善であることだと言い、「神は全能であるという信念を放棄しようとしている」と述べている（五三―五四）。神は「全能ではないが善であり」、「ヨブも善である」という解釈を、『ヨブ記』四〇章九―一四節の言葉からクシュナーは導き出している。この箇所は主が嵐の中からヨブに語りかけるところであるが、「お前は神に劣らぬ腕をもち、神のような声をもって雷鳴をとどろかせるのか。……すべて驕《おご》り高ぶる者を見れば、これを挫《くじ》き、神に逆らう者を打ち倒し、ひとり残らず塵《ちり》に葬り去り、顔を包んで墓穴に置くがよい」(ヨブ記四〇・九、一二―一三)を、クシュナーは「神は、正しい人びとが平和で幸せに暮らすことを望んでいますが、ときには神でさえ、そうした状態にすることができないのです。残酷と無秩序が罪のない善良な人々をおそわないようにすることは、神にとっても手にあまることなのです」と解釈している(五五)。この地上の不幸な出来事すべての原因が神にあるのではないし、神がすべてのことをつかさどる全知全能の神ではないと語る。

クシュナーが負った苦難は、神の意志で起こったことではない。むしろ、神は不幸を避けさせたいと願っているが、その願いをかなえられないのが神の現実であるという神解釈に至った。クシュナーは結論として、「この世界にあっては、正しい人に不幸が確かにふりかかる。しかしそれは神の意志によるのではないというのです。神は人それぞれにふさわしい人生が与えられるように望んでいるが、いつでもそのようにことを運ぶことができないというのです」と述べている(五四)。このような神理解はクシュナーには神との心理的距離を近くする結果になっている。また、「私たちが善良で正直な人間であることを知っており、もっと良い状態におかれてしかるべきであることを知っていてくれる」、慰めの神を見いだしたのである(五六)。

ここで問題になるのは、神の全知全能性を否定した点にある。伝統的神理解では神は全知全能である。しかし、クシュナーは息子アーロンが早老症にかかったことやヒトラーの非道な行為などを取り上げて、その出来事すべてに理由や意味を見いだすことができないという。不幸が襲ってくる理由を知りたいと思っても、なぜ、起きるのかがわからないことがある。そして、神はアーロンの早老症を避けることができなかったが、憐れみを持って心を痛めていたという。このような状況になった背後には、神が自然法則、進化の法則、人間の自由選択などを定めたところにあるという（七六、八八、一〇四）。そして、この神の定めたルールを神は破ることができない。そこでヒトラーのような人物が出て、多くの人を苦しめることが起きる。また、災害が起きたり、不治の病で人が苦しむことがある。偶然に起きる事故に信仰深い人が遭遇することも起きると述べている（一〇八）。ヒトラーが残虐な行為をすることを止められなかったし、災害で多くの人が死ぬのを防ぐこともしなかった。それは人間の自由選択や自然法則を妨げることを神はできないからだという。この解釈は、「正義の神」「痛みの神」「憐れみの神」ではあるが、「全能の神」ではないという新たな解釈である。これは伝統的ユダヤ教の神観とは異なるが、クシュナーの魂の痛みに応えるものとなった。それは彼のスピリチュアルニーズを満たすものであって、慰めとなり、彼は苦しみに伴う生を肯定できるようになった。

5　神観を変えることで得られたこと

ここまで見たように、クシュナーの神観が『ヨブ記』の詳細な解釈で変わった。神は全知全能ではないが、慰めの神である。このような神理解は「無実の人」の苦しみや怒りの感情を押し殺さないですむ助けとなった。「全知全能の……神を信じるのは、ある意味では心の休まることだ……そのような慰めは、無実の人の犠牲の問題をあいまいにするときにのみ慰めとしてはたらくということです。……怒りの感情や人生とはひどいものだという感情を押し殺さないかぎり、もはやそのような神を信じることはできない」と述べる（五六）。無理矢理に神の全能を信じて自分の感情を押し殺す苦しみから解放されたクシュナーは次のように述べる。「もし私たちが、神が支配していないことがらもあるのだと、見方を変えることができたとしたら、たくさんの素晴らしいことが可能になる」と（五七）。

「神が自分を裁いたり責めたりしているという不安に陥ることなく、自尊心と善を信じ続けることができます」（五七―五八）と述べて、不安なく信仰生活を続けられる幸せを述べている。また、「神に対して怒っていると感じることなく、ふりかかった出来事に対して怒ることができる」（五八）とも語って、人生の不幸への怒りを神に敵対することなく発散し、神を信頼しつつ、現実の苦しみに向き合えるという。さらに、「自分の内にある不正への怒りや苦しんでいる人への本能的な同情を、神から与えられたものと考えることができる」（五八）とも述べる。不正への怒りも苦しむ人への同情も、むしろ神からの賜物として受けとめ、自分に率直になれるという。さらに「私たちが泣き叫ぶ時にも、私たちは依然として神の側にいるし、神もまた私たちと共にいることを知るのです」(五八)という。

つまり、クシュナーは「私は自己憐憫《れんびん》を克服して自分の息子の死を直視し、受容するところにきていた」、「人生に確信」を得、「苦しみの中にあってひとり孤独でいるのではなく」、「人生の悲劇や不公平に負けないための力や勇気を自分の外に求めることができる」と述べて、神との深い関係を持ったことで人生にしっかりと向き合うことができたと述べている(一七九―一八〇)。言い換えると、神に怒りをぶつけ、悲しみを訴え、ボロボロの自分をさらけ出して神に近づくことができるようになった。立派なラビを演じたり、無理矢理に悟ったように振る舞わず、不公平、不義に怒り、自分自身に正直になれたのである。

三 「宗教的思考」から「スピリチュアルな思考」へ

クシュナーの困難の体験は慰めを見いだすためのプロセスで二つの段階があった。第一は、ユダヤ教の神学の中に慰めを探すことである。この解決法を「宗教的思考」と呼ぶことができる。この思考方法は、すでに出来上がった宗教の中に解決の道を求めるもので、ユダヤ教的思考回路で解決策を見いだそうとする。神、人、救い、恵み、罰などという概念で思考回路はつくられて、問題の解決には、それぞれの概念が機能しはじめる。しかし、この思考回路では、納得できる解答が得られないこともある。その時、自分の理解力の欠如に原因があると決めつけて自己嫌悪感を抱く傾向がある。当然宗教には解答があるのに、それを見いだせない自分の理解力に問題があると判断してしまう。その結果、宗教は慰めにはならず、むしろ劣等感を与えることになる。クシュナーがこのような考え方は神を擁護するものであると指摘したとおりである。「宗教的思考」は今まで積み上げた知識や情報で解答を見つけ出そうとする傾向があるが、しかし、そこに限界があって解答が見つからない場合もある。

クシュナーはユダヤ教神学に自分の納得できる解答を見いだせなかった時点でも、ユダヤ教から離れることはしなかった。あくまでユダヤ教の神に救いを求めた。そのようにユダヤ教にとどまり続けたことに、私たちは注目する必要がある。伝統的ユダヤ教の神学には失望したが神への信頼は持ち続けた。そして、ユダヤ教の経典に含まれている『ヨブ記』の中に新たな神理解を探そうとした。既存の宗教的回路以外に納得いく解答を求めた。思考方法の枠を広げたと言える。それは同時に重点の置き所を変えたと言い換えられる。ユダヤ教に重点を置いて解決策を求めることから「人」に重点を置き換えて、自分の納得いくものを外部に求める方法である。「苦しむ人」が納得できるまで考え続け、納得できるものを見つけ出す方法である。クシュナーは、神理解（神論）は人間の創り出すもので、変更が可能であると考えた。ここにはスピリチュアルな視点で考える自由がある。スピリチュアルな視点とは、スピリット（霊、風、息）が外部から吹いてきて、新たな思考の枠組みで考えることである。上から吹く風に促される思考法で、行き詰まった思考に道を開く方法である。既成の枠組みを越えたところからの新しい発想、視点によるのがスピリチュアルな思考である。

四　「宗教的思考」と「スピリチュアルな思考」の相違点

クシュナーは、伝統的ユダヤ教の神学理解に納得いかず、「生きること」が危機的状況に直面し、人生の土台が揺れ動いたときに、新しい視点からの「スピリチュアルな思考」を始めた。ここでは両者の思考法についての相違点から考えてみよう。

1　宗教的思考

(1)　クシュナーがはじめにとった問題解決法は宗教的思考である。ユダヤ教の神学の解釈に慰めを見いだそうとした。宗教は教義、礼典、制度などをもって一つの解決を与えることができる。信仰者には、宗教は、慰めや希望となる。また、不条理な事柄に対しても一つの解釈をもって苦難を乗り越える力を与えてくれる。

宗教は、深い英知、悟り、愛の交わりを教え、また、季節に合わせた伝統的行事などが、痛んだ魂を癒やす力を持っている。しかし、宗教には、時代、文化、歴史などとのかかわりの中で養われた要素が深く絡んでいる。[15] その意味で宗教は一つの歴史的産物である。特に宗教には人々の感情的、情緒的側面とのかかわりが強いため、文化的背景の異なる人には、情緒的にしっくりこないところがある。

また、宗教には自己正当化する側面があるために、それ以外の宗教や信仰への柔軟性を欠いてしまう。つまり宗教は一定の解決は示せるが、示せない場合も起きうる。

クシュナーはユダヤ教という宗教に解決の道がないことを感じたとき、ユダヤ教を生み出した聖書（『ヨブ記』）に目を向けた。『ヨブ記』に戻ることでユダヤ教の神理解を根底から問い直そうとした。ユダヤ教の根底をより深く究めるという垂直の力が働いている。それに対して伝統的ユダヤ教神学に解決を求めることは、人間が生み出した神学に解答を求めることになる。人間が生み出す神学は、教祖や神学者が持つ制約からは解放されない。人間の限界を超えることはできない。それに対して垂直的関係で思考するとは、宗教が持つ時代や空間の枠組みから離れた視点から考えることである。もっと自由な発想をすることである。垂直的視点から考える思考方法が「スピリチュアルな思考」と言える。

(2)　このような垂直的関係を求めるには条件があるように見える。クシュナーの葛藤は、伝統的神学に慰めを得られなかった点にある。その時点でクシュナーは伝統的神学に挫折し、かえって、それに依存する関係から解放された。この時点でクシュナーは既存の神学に縛られない自己の自覚を持った。それは自分が主体となって自分のスピリチュアリティに応えるものを見つける自由を見いだした。それは『ヨブ記』を読み直して自分のスピリチュアルニーズに応える神を見つけ出すことであった。自分のスピリチュアルニーズに応える神を求めることを「スピリチュアルな思考」と呼ぶ。

(3)　宗教的思考を一歩ケアの現場に移して考えてみよう。「宗教的ケア」はその宗教の宗教的枠組みが持つ神理解、人間理解、救済論で苦痛を持つ人を援助しようとする。その宗教が積み上げてきた諸々の概念が援助の手段になる。救いとは何か、神とは何か、人間はどのように生きるべきかを教えている。すべてに定まった概念を用いてケアするので、ケアは弁証的、護教的になりやすい。新たな概念理解を導入したり、既存の理解をまったく変えることが難しい。それに対して、「スピリチュアルケア」では、本人のスピリチュアルニーズに応えるためには、特定の宗教的概念に固執しない。むしろ本人が持つスピリチュアルニーズを明確化しながら、本人のスピリチュアルニーズに応える魂のケアをしようとする。本人の内にあるニーズを適切に見つけ出して、それにふさわしい方法で本人を支えることがスピリチュアルケアである。別の言い方では、本人のスピリチュアリティに軸足を置いて、納得できる神理解を求める、魂の癒やしのケアがスピリチュアルケアである。そこには新たな神理解が生まれてくる。そこには新たな垂直関係が生まれる可能性がある。

2　スピリチュアルな思考

(1)　自分のスピリチュアリティに思考の軸足を置くことで宗教の枠に縛られずに自分のニーズに適したケアを見つけ出せる。クシュナーの悩みの根本は、「神は全知全能で公平で正義である」というユダヤ教にとっての根源的問題であった。しかし、この問題を伝統的ユダヤ教理解の枠で考えると、神の全知全能や公平さを弁護したり、擁護するものになり、心痛める自分の慰めにはならなかった。しかし、『ヨブ記』に心を注ぎ、スピリチュアルな視点から読み直したとき、伝統的神理解に強制されず自分の魂の慰めを求めて自由に読んだ。

(2) スピリチュアルな思考は、前提として人の個別性を認めている。スピリチュアリティは個人の生を支えて意味づけする生得的機能であるが、本人の生育の自然環境、人間関係的環境、文化的環境、思想的環境、宗教的環境などの影響を受けて形成されていく。[16] 生を意味づけ、価値づけ、支える土台は、生育史の中で形成されるので個人差が大きい。この個別性を持つスピリチュアリティは、個人の感情、情緒に深くかかわっているので、画一的に扱うことができない。

(3) スピリチュアルな思考は、スピリット(風、息)が吹いて「いのち」を与えるように自由な思考を特徴としている。社会制度、時代、空間に拘束されない多角的、複眼的視点を持っている。人間の垂直的関係性が一つの特徴である。それはスピリットによってもたらされる豊かな創造性を生み出す。いのちが危機に直面するとき、スピリチュアリティが覚醒して自己を超えたものからのスピリットを得て、新たな思考に立つ。

(4) スピリチュアリティの機能は、危機に直面した「いのち」を生かすために、失われたものを回復する働きである。特に垂直的視点から癒やしを求めるものである。人間の限界、有限性を超えた無限、永遠、不変を特徴とする超越的なものから新たな「いのち」を回復する働きである。

五　「スピリチュアルな思考」と「しなやかさ」

スピリチュアルな思考は「いのち」の癒やしを求めて、風が運んでくる新たな思考に立つものである。スピリチュアリティは宗教という形態を持たない。むしろ、各々の「いのち」を生かす道を探る内的動機である。スピリチュアルな思考は個別の宗教の背後にある根源的世界に目を向ける。特定の宗教の個別性を超えた背後に、「いのち」の本質を見つけ出そうと働く。宗教という枠に束縛されない「しなやかな思考」をとる。「しなやかな思考」とは、弾力性を持つことや柔軟性や許容性を持つことである。この「しなやかさ」が既存の宗教の背後にあるいのちの根源を見る道を開き、特定の宗教が見落とした新たな可能性を見いだす助けとなる。この「しなやかさ」は、特定の宗教からは、曖昧さ、いい加減さと見られやすいが、「しなやかな思考」は新たな関係を開く道である。

このようなスピリチュアリティは、本来、風や息を意味する「スピリット」に由来している。それは自由に吹き渡る柔軟性が内包されていて、「しなやかさ」に通じる性質を持っている。そして「しなやかさ」が持つ特徴には、三つの意味がある。一つ目は「しなやかさ」が当事者に与える意味、二つ目は他者への寛容さ、三つ目は「しなやかさ」自身の強さの意味である。以下に説明する。

(1)　当事者の「しなやかさ」の意味（自分の余裕のある様）

「しなやか」に考えることで視角を広げ視点が多様化することで解決への道を広げることができ、結局は、自分の身を守ることができる。行き詰まり、挫折、危機的状況に置かれたとき、その危機を打破して、新たな道を見いだす弾力性がそれにあたる。当事者にしなやかな思考、態度があることで、多角的、複眼的思考が可能になり、新たな創造性を生み出すことができる。

(2) 他者への「しなやかさ」の意味（他者への柔軟性）

他者への柔軟性、寛容性となって、関係の幅を広げて関係の円滑化や共存への道を開くものである。自分の価値観、行動様式、生き方を他者に強要せず、「しなやかに」対応するので、人間関係での軋《あつ》轢《れき》などに対しても、新しい妥協の道を探すことができる。スピリチュアリティの中には、このような「しなやかさ」が含まれている。スピリチュアルな視点は、異文化、異なる価値感を持つ人との共存を可能にする。

(3) 「しなやかさ」の根底には、それを支える強さがある（本質的性質）

「しなやかさ」は「靭《じん》」(17)と通じていて、革のように「しなやか」に曲げることができるが、それで破れたり、切れたりしない強さを持っている。先に見たように「しなやかさ」は人間関係や行動面で用いられることが多いが、実は物の本質を表現する言葉でもある。物の本質をあらわすときには、「しなやかさ」は、「ねばり強さ」を示すものとなる。「ねばり強さ」があるものは、不動の強さがそのものの中にあるので折れないことを意味する。スピリチュアルな思考は他者に対しては寛容・柔軟であり、自己には強さを与えてくれる。その強さは「いのちを肯定」されることから湧いてくるものである。いのちが外のもの（神仏など）から「肯定されている」ことを知っていること（信仰）が強さを生んでいる。このような「肯定されている」ことが土台になって、危機に直面しても多角的に考え、かつ他者には柔軟に振る舞えるのである。

以上のようにスピリチュアリティの特徴には「しなやかさ」があげられる。[18] 弾力性、柔軟性、粘り強さが含まれていて、スピリチュアルな思考は宗教的思考に比べて、ずっと「しなやかさ」を持っていると言える。

六　結　論

クシュナーはユダヤ教のラビであって、ユダヤ教を擁護すべき立場にありながら、ユダヤ教に行き詰まったとき、「スピリチュアルな思考法」をとった。ユダヤ教を問い直す勇気を持って振る舞った。この勇気はユダヤ教の語る神理解に疑問を投げかける力となった。この勇気は既存のユダヤ教神学をいったん否定することである。そこにはユダヤ教を自分からいったん切り離して客観視する姿勢が見られる。このような姿勢はより深い真理を求める「しなやかな思考」になる。このような思考の「しなやかさ」は、精神活動をする多面性を許容するものであり、創造性を生み出す力である。既存の神理解に対して疑問を投げかける勇気が創造性を生み出した。自分が納得できるまで疑問と向き合う勇気である。この「しなやかさ」の背後には、神が自分の「いのちを肯定している」という慰めの確信があった。クシュナーは、神は苦難の中にいる私を慰めねぎらってくださるはずだと確信していた。

「しなやかさ」はスピリチュアリティの一つの特徴であるが、宗教の中にもこの特徴が見られる。宗教は本来、人間存在への厳しいまなざしと人間の生の現実への「しなやかさ」の機能を持っている。例えば、キリスト教は人間存在を「罪」と見ている原罪の理解がある。しかし、人間の生の現実を垂直的視点から見る「しなやかさ」を同時に持っている。罪を犯した人が許されることを「赦《ゆる》し」として、キリスト教はイエスの十字架の贖罪《しょくざい》を説いている。罪を犯した人が、罪を問われなくなり赦されるという。これは生を生かすために新たな視点から見る「しなやかな思考」である。また、死（生物学的）は終わりであるのに、キリスト教は永遠のいのちを説く。現実の生を生かすために死の不安や恐怖を取り去り、将来への希望を与える機能を果たしている。天国の思想は苦難の多い人生にも救いの世界を示す「しなやか」な思考が生み出したものである。そこには人間の生が脅かされることを防ぐために神という垂直的視点から見る発想がある。スピリチュアルな思考は有限性を超える視点を指し、現実を「しなやかさ」に見る多角性、柔軟性を持つものである。

現代人はスピリチュアルなものへの関心を強め、喪失や悲嘆の癒やしをそこに求めている。社会が業績、競争、能率を求めた結果、人びとは疲れ、傷つき、癒やしを求めている。この世の価値観や世界観に縛られないもっと自由な世界をスピリチュアルなものに求めている。現状の閉塞状況を打破して新しい自由な世界を求めて、スピリチュアルな世界から来る開かれた世界、無限、永遠、不変な世界を求めている。言い換えると、困難の多い人生を負いつつ、また、傷ついた心を持ちつつ、新しいいのちや癒やしをスピリチュアルな世界に求めているのである。スピリチュアルな世界は宗教に「しなやかさ」を取り戻させてくれるかもしれない。

七 検討

ラビであるクシュナーの苦悩を取り上げて、宗教的思考とスピリチュアルな思考を対比しながら考察を進めてきた。そして、ユダヤ教の持つ宗教的思考の限界について触れて、スピリチュアルな思考の持つ「しなやかさ」の意味を見てきた。ここではそのようなスピリチュアルな思考の特徴を認めた上で、問題点についても少し触れておきたい。

クシュナーの特徴はどこにあったか。クシュナーは自分が負った苦難の中で生きるために、今すぐ、「慰め」を必要とした。自分の息子の苦痛を見て、神の全知全能性と公平性を疑った。神が全能で公平ならば、なぜ自分は苦難を負わなくてはならないのか。神の全能と公平性を疑うことは罪なのか。愚かなのか。クシュナーは他の人と比べて特に自分が悪いとも劣るとも思わなかった。そして、クシュナーは現在の苦しみを解決するものを求めた。

プロテスタント神学の解釈では、神は神秘的であり、スピリチュアルである。スピリット（聖霊）はどこから来るかわからないのである（ヨハネによる福音書三・八）。神がミステリーな存在（理性ではとらえられない存在）であるから、今すぐ、苦しむ人が慰めを与えられるとは限らない。神のみこころはいつ示されるかわからない。私たちは期待しながら待つ必要がある。そうなると、いま苦悩する人間には、神秘的神は助けにならないかもしれない。神が神秘的存在であって、人間の理解を超えるという理解は、いま苦悩している人には、慰めにならないこともありうる。その意味で、クシュナーはこのような神秘的で偉大すぎる神理解には疑問を投げかけていると言える。

しかし、信仰の本質を考えてみると、信じられないものを信じるのが信仰である（ローマの信徒への手紙八・二四—二五）とも言える。信仰とは、乙女マリアよりイエスが誕生し、十字架上で殺され墓に葬られたイエスが三日目に甦《よみがえ》ったことを信じることである。信仰は科学的思考では説明できない。科学的証明が可能なものを信じるのは本当の信仰ではない。信仰とは信じられない出来事を信じて受け入れることではある（ヘブライ人への手紙一一章）。神自身の存在を私たちは証明できない。神は信じるもので、証明する対象ではない。神は神秘な存在であるから私たちが完全に理解できる存在ではない。その意味では、クシュナーの神理解は神の神秘性を否定する考えとなる危険性を持つ。クシュナーの神理解にはこのような問題が残っている。

今日、人々の関心が既存の宗教からスピリチュアリティに移っている。宗教は社会的集団となることで形骸化しやすくなる。そうなると宗教は集団の維持に力を注ぎやすい。個人的ニーズに適切に応えることよりも宗教は教団や教義の自己保身に向かい、弁証的になりやすい。現代人のスピリチュアリティへの関心は、個人的魂のニーズに応えるものを求めている一つの現象である。しかし、同時に個人のニーズに応えるものを強く求めすぎると、カルトが持つ危険性があらわれる。理性的判断力を失わせる神秘的体験に満足感を持つ傾向が出やすい。このような危険性もスピリチュアリティは持っている。(19)

注

（1）世界保健機関編『がんの痛みからの解放とパリアティブ・ケア——がん患者の生命へのよき支援のために』武田文和訳、金原出版、一九九三年、四八—四九頁。

（2）谷山洋三は二〇〇八年十一月二十二日開催の日本スピリチュアルケア学会学術大会の概念構築ワークショップで「宗教とスピリチュアルケア」と題して発表した。

（3）J・W・ウォーデン『グリーフカウンセリング——悲しみを癒すためのハンドブック』大学専任カウンセラー会訳（川島書店、一九九三年）を参照。また、松井豊編『悲嘆の心理』（サイエンス社、一九九七年）に詳しい参考文献が掲載されている。

（4）窪寺俊之『スピリチュアルケア学序説』三輪書店、二〇〇四年、一頁、四七頁。スピリチュアルケアの定義は研究者間で定まったものはない。定義する研究者の立場によって、異なる定義がなされている。特に、スピリチュアリティの研究は、宗教学者、心理学者、社会科学者、医療従事者などによって行われている。筆者は、医療従事者的視点から患者の危機を支える視点から定義をしている。

(5) スピリチュアルペインが宗教的痛みと心理的痛みにかかわっていることは、すでに発表した。生きる目的、苦難の意味、死後の生命、罪責感などスピリチュアルペインが、不安、恐怖、孤独感、虚無感などという感情を伴う。なぜ、私の人生に苦しみが襲うのかという哲学的疑問も、スピリチュアルペインの中に含まれると考えられる。柏木哲夫、石谷邦彦編『緩和医療学』三輪書店、一九九七年。

(6) 前掲注(3)のJ・W・ウォーデン『グリーフカウンセリング』が有名である。

(7) このような苦難の不公平性の問題は哲学では不条理の問題と言われ、合理的解答がないとされている。英語では名詞形 absurdity、形容詞 absurd は道理に合わない (contrary to reason)、不合理な、不条理な (illogical)、ばかげた、たわいない、愚かしい、笑うべき (laughably, foolish) の意味とある。またラテン語 absurditas である(『ランダムハウス英和大辞典』小学館)。

(8) Kushner, Harold S., *When bad things happen to good people*, Schocken Books, 1920. H・S・クシュナー『ふたたび勇気をいだいて――悲嘆からの出発』日野原重明、斎藤武訳、ダイヤモンド社、一九八五年。

(9) 医学書院『医学大辞典』二〇〇三年、一四八九頁。「一部の臓器、器官の老化現象に加えて、早期より老人様の外観を呈するのが特徴で、多くは病因が不明である。……経過はさまざまだが、いずれも根本的な治療法がない」。

(10) ギリシャ語では、生物的生命 bios ビオスと精神的いのち zoe ゾエーを分けている。

(11) クシュナーが感じた「気まぐれな傍観者の侮辱」は、悲嘆ケアに携わる者への警告を持っている。悲嘆に苦しむ人を慰めようとして、かえって苦痛を増す結果になっていることはないか。クシュナーの指摘は大きな意味を与えるものである。

(12) クシュナーはヨブ記九章一二節の言葉を引用している。「神が奪うのに誰が取り返せよう。『何をするのだ』と誰が言いえよう」(新共同訳)。

(13) 因果応報とは、「過去における善悪の業により現在における幸不幸の果報を生じ、現在の業によって未来の果報を生じること」(『広辞苑』第二版補訂版、岩波書店、一九七六年)。

(14) 諦めとは「思い切る、断念する」(同上書)。
(15) イエスキリストの十字架の贖罪による救済には、明らかにユダヤ教の動物の燔祭《はんさい》の儀式が重なっている。日本人にはこの燔祭の儀式もイエスキリストの十字架の死も、むごたらしい死に映り、尊い救済の業には映りにくい。もちろん、私個人がイエスの十字架の救いを受け入れることができたことには、ただただ神様の憐れみとしか言えない感謝がある。しかし、十字架の贖罪を信じられない人々もいる。そこには文化的要素が絡んでいることは否定できない。
(16) 窪寺、前掲書、注(4)、一〇頁。
(17)「靭」とは、革のように柔らかくて、丈夫である。弾力がある(『漢字源』改訂新版、学習研究社、二〇〇二年)。また、「靭」じんは、かわのように柔らかくて、丈夫である、弾力がある、の意味(同上)。
(18)『広辞苑』第二版補訂版によると、「しなやか」は源氏物語の夢浮き橋の巻にも出てくる古いことばである。「しなやかなるわらはの」。しなうさま。柔らかくたわむさま。たおやかなさま。
(19) 櫻井義秀編著『カルトとスピリチュアリティ——現代日本における「救い」と「癒し」のゆくえ』ミネルヴァ書房、二〇〇九年、i—vii頁。

■第二章■

「スピリチュアル／宗教的ケア」の役割と課題

――高見順と原崎百子の闘病日記の比較研究

要旨

小説家高見順と牧師夫人原崎百子のがん闘病記にあらわれた彼らの宗教との向き合い方から、「スピリチュアルケア」と「宗教的ケア」の有効性と限界を扱った。高見順は死の接近を感じて宗教書をあさって読んだ。高見は死の不安、家族への罪責感、自己不信、人生への不満を抱えていた。友人のキリスト教の神学者、仏教の僧侶なども彼に信仰を勧めたが入信には至らなかった。原崎百子は青年時代にクリスチャンになった。二人ともがんの肉体的苦痛に加えて、自分の人生の意味、将来のことなどで宗教に救いを求めた。高見は宗教が求める信仰・帰依につまずいた。スピリチュアルケアは、本人のスピリチュアリティに寄り添う援助であり、宗教への帰依を求めないので、すべての人に対応可能である。しかし、スピリチュアルケアは深い罪責感からの解放については限界を持っている。

キーワード：魂の救い、罪責感、帰依、自律性、生い立ち

一　はじめに

1　いのちを支える「スピリチュアル／宗教的ケア」の必要性

一九六〇年以降、医療、看護、介護の領域では、スピリチュアル／宗教的痛みの緩和への関心が高まった。そのきっかけをつくったのが、一九六七年のシシリー・ソンダース（Cicely Saunders）のホスピスの創設と一九六九年のエリザベス・キューブラー・ロス（Elisabeth Kübler-Ross）による著書*On Death and Dying*（『死ぬ瞬間』川口正吉訳、一九七一年）の出版である。これらの活動は死をタブーとした固定概念を壊して死の臨床的研究の道を拓いた。それまでの医療は患者を疾患としてとらえてきたが、シシリー・ソンダースは従来の医療のあり方に問いを投げかけ、医療に新たな方向を開いた。患者を治療の対象として見てきた「医療モデル」に対して、患者を全人的存在としてとらえる「全人的《ホリスティック》ケア・モデル」を導入した。特にホスピスでは従来無視されてきたスピリチュアル／宗教的ケアを重視して、患者の魂の問題にまで踏み込んだケアを行った。今日ではスピリチュアル／宗教的ケアが患者の生活の質（ＱＯＬ）に大きく影響することが広く知られている[1]。

にしたい。

2 「スピリチュアルケア」と「宗教的ケア」の関係

このような「スピリチュアル／宗教的ケア」と表記されるものが具体的に何を意味するかについての統一した理解はまだない[2]。この論文では「スピリチュアルケア」と「宗教的ケア」の関係を明らかにしたい。

この二つのケアの関係には少なくとも現在四種類の理解がある。一つは「スピリチュアルケア／宗教的ケア」を一つのものと理解する方法である（W. L. Brun[3]、Harold G. Koening[4]）。「スピリチュアルケア」と「宗教的ケア」を別個のものとせず同一のものとして理解している。そこでのケアの目的は魂の苦痛の緩和である。魂とは、心の深みや神秘的領域を含んで理解されている。しかし、このように二つのケアを同一のものとして理解しない人たちもいる。二つ目の、「スピリチュアルケア」と「宗教的ケア」を別個のものとして理解する方法である（世界保健機関[5]、Derek Doyle[6]、谷山洋三[7]）。一般的には「宗教的ケア」は「スピリチュアルケア」の一部として理解されている。この立場をとる人たちによるスピリチュアルケアは、患者のスピリチュアリティに寄り添いながら「患者を支える」ケアを目指している。それに対して「宗教的ケア」は、特定の宗教が持つ教義、礼典などを用いるケアであるので、患者へのケアは、宗教の資源を用いて行われることになる。ここでは宗教が主体となる傾向がある。三つ目は、スピリチュアリティと宗教を別個のものと理解した上で、あえて、スピリチュアルケアと宗教的ケアを一体化して、「宗教的スピリチュアルケア」を考えるものである。この考え方は特定の宗教が持つ伝統や資源をスピリチュアルケアに援用する意図を持っている（M. Bartel[8]、大下大圓[9]、藤腹明子[10]など）。この考え方は、「スピリチュアルケア」は「宗教的ケア」との類似点を持つが、あくまで患者中心の立場を堅持している。四つ目は、スピリチュアル／宗教的／哲学的／心理的ケアというように、ケアの学問領域の幅を拡大して総合的ケアを構想しているものである。[11]

今日、医療、看護、介護、教育に携わる専門職、すなわち人間の「いのち」にかかわる専門職には、「いのち」を支えるための、従来の心理学が扱ってきた問題よりも深く実存にかかわる宗教的問題を含む問題へのケア能力が求められる時代になっている。人間は「個的存在、社会的存在」であり、「合理的、非合理的存在」であり、「肉体的、精神的、宗教的存在」であり、過去・現在・未来などの「時間的存在」であり、両親・兄弟姉妹との「関係的存在」として日々の営みがなされている。終末期がん患者は全存在が揺り動かされる人生全体の危機を経験している。[12]いのちの営みを支えていた存在のあり方、考え方、関係の持ち方が、死に直面して、崩壊の危機に陥ったとき、そのいのちを支えるスピリチュアル／宗教的ケアが必要になる。その意味で「スピリチュアリティ」や「宗教性」を扱うことは人間の存在を支える機能として人間が生得的に持つ機能を扱うことになる。[13]このような二つの機能へのケアのあり方を整理するのがこの論文の目的である。

二　本論の目的

1　二つの闘病日記を研究資料として

この論文では、がんという病を負い死の接近を感じながら残された生命・いのちを懸命に生きた二人の人物を取り上げたい。一人は作家の高見順である。高見はキリスト教、仏教を含めたあらゆる宗教に「魂の支え」を見つけ出そうと懸命にもがいたが、その願いをかなえることができずに、この世の生命・いのちを終えた。もう一人はキリスト教を「魂の支え」としたキリスト教徒で牧師夫人の原崎百子である。この二人はがんを負う闘病生活の中で日記を書き続けた。死後、それぞれの日記が公刊されている。それを見ると、壮絶な生命・いのちを生きるときに、自分の存在を支えるものを必要としたことが明らかである。

この二人は「いのちの支え」を宗教に求めた。しかし、高見は最後まで信仰には至らなかった。自分の人生の苦痛解決を宗教に求めつつも、解決を見いだせずに死を迎えた。一方、原崎はキリスト教信仰を自らの生き方として、納得して人生を終えていった。ここでは、この二人の宗教との関係を比較しながら、二人が宗教に何を求め、そこから何を得たかを明らかにしてみたい。そうすることで宗教の特性を明らかにしたい。同時に、高見が救いを求めつつ、平安を得られなかった理由を分析したい。その理由が高見の生育史的、文化的背景にあることに言及したい。宗教は固有の入信条件があると同時に、時代がもたらす先入観を背負っている。このような入信条件や先入観が宗教への入信を困難にしてしまう。こうした宗教が持つ問題性を明らかにする。そこから、高見が求めていたものはスピリチュアルケアではなかったのか、ということを考えてみたい。患者のスピリチュアリティをケアする「スピリチュアルケア」と宗教の教義や礼典をもってケアする「宗教的ケア」の有効性と限界を明らかにしたい。

2 スピリチュアル／宗教的な三つのテーマ

この論文では、最初に高見順と原崎百子を取り上げて、宗教との関係を明らかにする。筆者はかつてスピリチュアルペインには、おおむね五つのテーマがあることを指摘して、人生の目的、苦難の意味、罪責感、死後のいのち、神への怒りのあることを述べた。[14] このテーマは筆者のチャプレンとしての経験から強く意識されたテーマである。[15] この論文では、特に自己理解、他者関係、不条理の問題の三つのテーマに絞って高見と原崎が宗教とどのような関係を持ったかを検討したい。

マンシー（Jerry F. Muncy）は次のように述べている。「その人が自分をどう理解し、他者をどう理解しているかは、その人の神との関係を明らかに示している」と。[16] 自己理解、他者理解にはその人の神との関係が影響することをマンシーは述べている。また、モーガンズ（Todd A. Maugans）は、宗教は自己や他者の理解に影響力を持つと述べている。このような考えは宗教と自己理解、他者関係が深くかかわることを示すものである。この論文ではもう一つ不条理の問題を取り上げるが、このテーマも宗教的なテーマである。

このように三つのテーマは宗教的でありつつ、スピリチュアルな問題である。ここではスピリチュアリティとは、神的存在、神秘的存在との関係を持つ人間の生得的機能と考える。そして、スピリチュアルケアとは、人間が危機に直面したとき、自分の支えとなるものを神的存在との関係に求める人に寄り添って支えることと考える。その意味で自己理解、他者関係、不条理の問題と宗教／スピリチュアリティが深くかかわっていると言える。また、ここで取り上げる高見順と原崎百子の闘病日記では、自分の死に直面したとき、自分自身の受けとめ方、他者との関係、そして、自己の負う不条理な問題の受けとめ方を宗教的問題としていると言える(17)。

三　高見順に見るスピリチュアル／宗教的なものへの渇望

1　高見順の略歴

高見順（本名　高間芳雄、一九〇七—一九六五、享年五八歳）は、福井県知事であった阪本釤之助《きんのすけ》の非嫡出子として福井県坂井郡三国町（現坂井市三国町）平木に生まれた。母高間古代《こよ》は三国小町と呼ばれた美人であったが、高見順が二歳のとき、三国にいづらくなり、順を連れ祖母と共に父のいる東京に出て行った。高見順は旧制東京府立第一中学校、旧制第一高等学校に進み、さらに、東京帝国大学文学部英文学科に進んだ。この旧制高校時代に左翼思想に入り、大学時代を通じて活発にマルクス主義を信奉し、人生の基盤をマルクス主義に置いていた。

ところが、昭和三十八年（一九六三年）十月、のどに異常を感じて診察を受けたところ食道がんと診断された。繰り返し手術を受け、治療を続ける中で、高見の心は、不安や懐疑に襲われた。高見の人生を導いてきたマルクス主義思想は、彼の生きる力にならなかった。そこで、宗教書をむさぼるように熱心に読んで救いを求めた。その中には友人の滝沢克己の『仏教とキリスト教』があった。また、旧制第一高等学校の友人井上良雄は高見の病床を訪問してキリスト教の紹介などしている。[18] また、一高時代の友人である三島の龍澤寺の禅僧で俳人の中川宋淵[19]や、鎌倉の円覚寺管長朝比奈宗源との交流もあった。闘病中に高見は自分の病気との闘いを日記に克明に書き残した。その日記は、死後、『高見順　闘病日記（上・下）』（以下、［上・下］は略す）として出版された。[20] この日記は、彼の闘病生活（昭和三十八年十月五日から昭和四十年八月十七日までの一年十カ月余）のいのちの壮絶な格闘の様を伝えている。

2 『高見順　闘病日記』の研究資料としての信頼性

(1) 高見の日記執筆の姿勢

高見順の著書『高見順　闘病日記』がスピリチュアル／宗教的なものの研究資料として信頼性があるかどうかは、最初に問われなくてはならない。高見順は日記作家としても知られ、『高見順日記』(『敗戦日記　新版』中公文庫)など日記形式で多くの作品を遺《のこ》している。(21) この高見の『高見順　闘病日記』の内容は、日常の出来事や日々の心情はもちろん、作家仲間の大胆な暴露的記事「怠け者の新田は、相変らず一夜漬けのような中間小説を書いている」(『日記上』二七七)や家庭内の問題を赤裸裸に描いている。放蕩三昧《ほうとうざんまい》の私生活、妻を悲しませた夫婦生活、政治的運動での挫折、文学者として不十分な仕事しかできなかったことなどを、高見は包み隠さず書いている。

高見はどのような意図を持って、このような日記を書いたのだろうか。暴露的記事や私的な事柄の公開には、人の関心を得ようとするものが多い。しかし、暴露された者が怒り出すことが起きる。高見の場合も例外ではない。しかし、高見の暴露的発言は、人の関心を引こうとした意図はなく、ただ、高見の心情を包み隠さず語ることで、人間の真実を明らかにしたかったものと考えられる。高見は昭和四十年四月二十三日の日記の中で、プラーテン伯の日記に触れながら、自分の日記がどのような物であるべきかを書いている。

日記でなにを語ろうとしたのか。伯自身の言葉によると、それは「人間の心の弱さを誠実に披露すること」であり、全体は「自己の感情の発展史」であり、「もろもろの苦悩の生ける回想」である。(『日記下』二一〇)

この日記の中で「人間の心の弱さを誠実に披露すること」と書き残している。ここに高見の日記執筆の姿勢が見える。そして、作家仲間への悪評や暴露記事であっても、そこに自分の本当の心情を表現しておきたかった。次のような言葉もある。「私は表現者である。私の初期の小説を私はみずから『饒舌《じょうぜつ》的説話体』と名づけた」(『日記下』三三三)とある。

高見は自己の内面の「表現者」、内面の物語を表現する作家でありたかった。その結果として、暴露的になった。このような暴露性は、この『高見順　闘病日記』には高見自身の失敗、恥、弱さ、短所、葛藤、苦悩、不安、願望、期待などさまざまな心情が語られていることを示すもので、内的世界を扱うスピリチュアリティ／宗教の研究資料としての価値を持つと考えられる。

(2)『高見順　闘病日記』を取り上げる視点

この論文で高見の『高見順　闘病日記』を取り上げた目的は、文学的視点からの論述を意図していない。ここでは、がんという病を負って苦しむ人間高見順をスピリチュアル／宗教的視点から考察することである。食道がんに苦しみもがく人間高見順とスピリチュアリティ／宗教の関係を明らかにすることである。そして、この日記には高見が救いを求めて古今東西の宗教書をあさって読んだことが記されている。(22) 親鸞から「悪人正機説《あくにんしょうき》」を学び、内村鑑三から「復活信仰」を学び、鈴木大拙に禅の心「悟り」を学んだ。そうした宗教的教えに触れながら、救いを求め続けた。このような高見の生きる様はまさにスピリチュアル／宗教的なものを求める姿である。その点から、この『高見順　闘病日記』は、この論文の目的にかなう資料と言える。このような資料をスピリチュアル／宗教的なものの視点から見ることは大きな意味がある。

『高見順　闘病日記』の編集をした中村真一郎は編集解説で、「厖大《ぼうだい》な原本を、このような二冊本に圧縮」したと書いている（『日記下』三五六）。編集者の意図でどのような編集がされたかは資料としての価値を決定するので重要なことである。圧縮作業については、晩年の高見の小説執筆に編集者として献身的に付き合った海老原光義が、誠実かつ綿密に日記の編集にかかわったと記している。この中村の言葉によれば、高見の残した日記を意図的に改変したとは考えにくい。その点でスピリチュアル／宗教的ケアの資料として用いるのにふさわしいと考えられる。ここには高見のあるがままの真実な心情が表現されており、宗教に熱心に救いを求めた姿が表現されていると言える。この点から『高見順　闘病日記』はスピリチュアル／宗教的ケアの研究資料としての価値を持っていると考えられる。

3 『高見順　闘病日記』から見えるもの

ここでは、宗教との関係の視点から高見の自己理解（自己像）、他者関係、不条理の問題、そして、宗教理解の四つのテーマに絞って言及したい。

高見の自己理解（自己像）はどのようなものだったか。そして高見の自己像と宗教の関係を考察してみよう。まず、高見の自己像について見てみよう。

（1）自己像（人生観）

① 人生の敗北者

私は自分の人生をかえりみて、生活者としての私は失敗者だったと思わざるをえない。私の実人生は失敗だった。では文学は？　文学だって失敗だ。何かやろうとすると、きっと何か障害(やれ弾圧だ、やれ戦争だ、やれ病気だ）がおきた。しかし、外部のせいにするのはよそう。私の内部に自己否定の精神がいつも強く生きていた。それが何よりも、いい気になって仕事をするのをさまたげた。未完の仕事の、いかに多いことか。中途で、自己否定のため、腐ってしまったのだ。

（『日記上』三三三）

ここには高見の生活者、文学者、政治的活動家としての挫折体験から、失敗者、敗北者の自己像が形成されていることが明らかである。この敗北者像は、高見の自己否定につながっている。この自己否定の感情が高見の宗教的な関心の一つの源泉になっている。自分を含めて、人間の評価、価値判断にとらわれずに自分を見てくれる神仏を求めていた。人間的評価を超えた神仏的なものに、自分の存在を認められたいと願望したと考えられる。

② 父母から捨てられた自己像

高見の親子親族の関係は非常に希薄なものであった。特に、実父との関係は次の文章に表現されている。

私は父《てて》なし子として育ち、片輪の家庭に育ったので、どこか精神的に片輪だということが感じられる。……わが身をかえりみて、私は父を知らず、父の死に目にも、そして、母の死に目にも会うことができず、親子のえにしのうすい人間だということをつくづく感じた。[23]（『日記上』二八一―二八二）

幼い時の母の思い出は次のように書いている。

私の母は小さな暗い部屋で朝から晩まで一所懸命に賃仕事の裁縫をしていて、雨だからとて私を小学校へ迎えに来てくれたことなど一度もない（幼稚園など私は行っていない）。（昭和四十年五月二十七日）（『日記下』二八九）[24]

この二つの引用文から、高見が父母から温かい感情を受けなかったことが明らかになる。特に、非嫡出子として生まれた高見自身は父から受け入れられていないと感じていた。また、母も生活を支えるのに忙しくて、十分な時間を高見に注げなかった。このような子供時代の経験が高見の自己像にひがみや劣等感、自己卑下の感情を植え付けたと推察される。[25] このような自己否定的自己像を持った高見が、自己を受け入れてくれる神仏を探したことは十分考えられる。高見の求めた宗教的なものは、高見を無条件に受け入れてくれる神仏であったと推察できる。

③　自罰像

高見順の日記に見られる一つの特徴は、深い自己洞察と言えるが、その洞察は深い罪責感に彩られている。自分を深く掘り下げ安心を求めながら、結局は自己の内にある自己の罪に苦しんでいる。

高見は大学生時代に同棲し、後に別れた石田愛子について次のように書いている。

私は愛子に、すまない気持でいる。愛子との間に、子供ができたとき、非合法運動に熱中していた私は、子供など持てないと言って、おろさせた。当時、堕胎は有罪行為だった。誰の紹介だったか忘れたが、明治座の前の病院にムリに入れて、子供をおろさせた。……彼女の心をすさませたのは私である。非合法運動への献身が、家庭のことなどかまわない私にさせていたのだ。……愚かな私であった。（『日記上』二四六）

昨夜、妙な、いやな夢を見た。石田愛子の夢である。死んだ愛子がまだ生きていて、どこかの劇団の下積み女優をやっている。それにやっと役がついた。やっとむくいられたと彼女は大喜び。ところが、いざ稽古となると――脳バイドクのために出演不能。後頭部あたりに大きな腫瘍、髪の毛が四谷怪談のお岩みたいにズルズル抜けて行く――。……酒のたたりで何年か寝たままで遂に死んだ石田愛子の、その生前の荒廃には、私も責任がある。（『日記下』一五七）

高見は、学生時代に同棲したが、後に別れた石田愛子に対して深い罪責感を持っていた。自分のがんの苦しみは、罪の贖《あがな》いだとも受けとめて、自罰的になっていた。このように異常に自罰的になっている理由は何であろうか。「私がガンで苦しむのはあたりまえだという気がしてくる」、「彼女の心をすさませたのは私である」「後頭部あたりに大きな腫瘍、髪の毛が四谷怪談のお岩みたいにズルズル抜けて行く」と石田愛子への拭い切れない罪責感が表現されている。このような罪責感が自己否定的自己像をつくっていた。そして、その罪責感からの解放を宗教に求めたと言える。

(2) 他者関係

① 疎遠な弟妹関係

実父との薄い関係のみならず、弟妹との複雑な関係があった。

もうひとり、妹があるはずで、これはさきの厚生大臣古井(古井喜美)氏のところへ嫁入っている。……妹が二人、弟が一人というわけか。(『日記上』二二八)

この引用文は、高見には異母弟妹がいたことを示している。私たちが驚くことには、その事実を、高見自身が死の間際まで知らなかったことである。親類には、高見はほとんど無関心で、付き合いをしなかった。また、親類側は高見順の存在を疎ましい存在として見ていたのかもしれない。高見順の存在は父親阪本釤之助の不名誉な女性関係を示すもので、弟妹たちからは喜ばしいことではなかったかもしれない。高見は弟妹たちから疎まれている存在として見られているという被蔑視感を持っていたかもしれない。そのような被蔑視感が高見の自己像を形成していたことは考えられる。そこに高見の深い哀れさと孤独が見える。

そして、高見の哀しみと孤独さが高見を文学や宗教へ傾斜させていったと考えられる。「私が何か文学的（表現的）というよりは求道的なのも、その辺にいわれがあるかもしれぬ」（『日記上』二八二）と書いている。高見の文学や宗教への関心の根底は一つなのかもしれない。文学は自己表現であるから、書くことは自己発見の手段である。同時に、宗教は神仏からの肯定である。父母、弟妹たちとの縁が薄ければ薄いだけ、高見は神仏の愛・慈悲に触れることで自分の存在が肯定されることを願望したと見える。このような願望こそ宗教的願望である。

② 怒りの対象となる妻

高見が入院中は妻（水谷秋子）がほとんど看病に来ていた。次の文章は昭和三十九年十二月二十五日の日記である。

私のベッドの横――にと言うか、下にと言うか、小さく寝ている妻を見ると、胸が迫った。妻には口に出して、感謝、いや詫びを言ったことはないが、こうして病気で、幾度かの病気でさんざ苦労をかけただけではない。元気なときは、放蕩三昧――結婚以来、たえずそれで妻を苦しめた。悪かった。すまなかったと思うと、涙がこみあげてきた。

地獄に堕ちても当たり前の私だ。ところが、妻は――私が地獄に堕ちたら、一緒に地獄に、「看護」にやってくるだろう。……だが、第一回の手術の直後は――私に、その記憶はないのだが、ほとんど無意識状態のなかで、妻にたえず当りちらし、怒りつづけていたという。……その頃身辺についていてくれた若い編集者は、あまりの私の当りようにびっくりして、私がそんなにも妻が嫌いなのかと思ったらしく、医局の先生にそのことを言って、患者のために、あれはぜひ、あんなに嫌っている奥さんを傍から離した方がいいと建言までしたそうだ。それほど、ひどい当りようだったらしい。……妻には我儘《わがまま》放題のくせが出たのだ。（『日記上』三一七—三一八）

この文章は高見順の言葉である。高見の怒りの爆発について、妻も高見の日記の昭和三十九年七月十九日（日）に加筆して次のように書いている。

叱言なんていうような生やさしいものではなく、これ以上の言い方はないと思える程意地悪な口調。馬鹿で、間抜けで、気がきかなくて、ただそれだけならまだいいが、それを自分でちっとも自覚してない。「私は馬鹿ですみません」とシンから思っていないのが不愉快だ、と思いつくかぎりの罵詈雑言をあびせられる。初めは、元気を取り戻してくれたと神妙に聞いていられたが、一寸よくなるともうこれだ、と思ったとたんに、情けないないやら、腹が立つやらで、そんなに気に入らないのなら、お母さまの待っている鎌倉へ帰ります、と重病人を相手につい本気で言ってしまい、あとで又、ひと苦労。(26)（『日記上』一四六。傍点は原書による。以下同）

高見と妻の言葉から察するに、高見の怒り方の酷《ひど》さがうかがえる。忍耐にも限度があると言いたいほどの怒りようで、妻としても「鎌倉に帰ります」と言ったようである。それは高見との縁を切る思いに至ったことを示唆している。同時に若い編集者でさえ、高見の叱り方の酷さに驚き、異常さを感じたようだ。それは高見夫婦の関係が異常だったことを示すし、高見の我が儘、自己中心、傲慢《ごうまん》、不《ふ》遜《そん》な態度が見える。

ここには高見と妻の関係の二つの特徴が見える。一つは、高見は自分の放蕩三昧の生活が妻に苦労をかけたことを反省している。妻の献身的看護に対して有り難さを感じてもいる。「小さく寝ている妻を見ると、胸が迫った」「悪かった」「すまなかった」「涙がこみあげてきた」と繰り返し自己反省をしているから、高見の本心は妻への感謝が大きかったと考えられる。病室で夜を過ごして看病疲れで寝ている妻を見て、「小さく寝ている妻を見ると、胸が迫った」とある。

しかし、もう一方で「妻にたえず当りちらし、怒りつづけた」高見がいる。その怒り方は尋常ではなかった。高見が妻を怒った姿を見た若い編集者は高見の「当りようにびっくりして」しまったのである。高見には感情をコントロールできなくなったところがあったようである。ここには、高見の抱えた精神的・心理的問題の大きさがあらわれている。

このような怒りには、高見の病状が大きく影響したことだろう。病苦は高見の精神的コントロールを失わせてしまうほどに悪化していたと考えられる。しかし、それだけではない。他の理由は、高見の生い立ちにある。実父との疎遠な関係や非嫡出子としての生育史は、実父への怒りや周りの人への怒りをつくった。それに加えて、放蕩三昧を繰り返す自分自身への怒りも増加させたと考えられる。

鬱積する怒りが爆発してしまう自分をもてあましていた。そこで、その自分自身の救いを宗教に求めたと考えられる。

宗教的視点から高見夫婦の結婚を考えると、その結婚には、神仏が介入しているとの意識が欠けている。神仏式結婚でもキリスト教式の結婚でも、その結婚式には神仏の介入があり、結婚する男女に神仏の祝福を求めるのが結婚の儀式である。結婚という厳粛な出来事が人間の願望や決断だけでは完成できないことを意識して神仏の祝福を祈願するのである。このような神仏の介入という意識がなかった点で、高見の宗教的関心の狭さと偏りを見る。宗教的関心は、本来人間の全存在を神仏との関係で見ることである。神仏のまなざしの中に夫婦関係を見ることである。しかし、高見夫婦の関係の中に神仏の介入があるとの意識は高見には見られない。

③ 実子（恭子）への痛み

私は法律的には犯罪者ではない。しかし、もっと悪質な犯罪者だ。

私自身、私生子の悲しみに苦しめられてきたのに、恭子はこの四月から小学校二年生。そろそろ父の姓と母の姓とがちがうことに、どうしてだろうと疑問を持つにちがいない。かつての私とおなじように。そして私とおなじように自分ではどうすることもできないその「恥」に苦しむにちがいない。

恭子のこと、そして妻のことをおもうと、私がガンで苦しむのはあたりまえだという気がしてくる。悪いとわかっていて犯した悪は、もっとも悪質な悪だ。(『日記下』二一七)

高見自身が告白しているように、高見は放蕩三昧の私生活をしてきた[27]。父の女性問題は、高見順が苦しんできた問題でもあった。彼が非嫡出子であることで、学校でいじめられたことがあり、また、生涯、実父から異母弟妹たちのような愛を受けることがなかった。高見は、非嫡出子として生まれたことのつらさは、十分体験していたはずである。にもかかわらず、父と同じ過ちをして娘恭子や妻を苦しめている。

高見の罪責感は恭子への金銭的援助のかたちであらわれている。高見の妻が記した日記に「帰りに小野田房子(恭子の母)宅へ届けるお金託す」とある(『日記上』一四五)。

これは娘恭子とその母への生活の足しにと送られた金銭のことである。このような実子恭子の存在は、高見に自分の弱さや罪の深さを示すものであった。高見は恭子を愛していたし、恭子の幸福を願っていたが、恭子の将来には苦しみがあることを察していた。高見が死の二週間前に恭子を入籍したことは、恭子の将来を思ってのことである(『日記下』三四二)。恭子を高見が入籍させたことは、一つの愛の表現ではある。しかし、高見自身が神仏の前に自己を深く見つめ直して神仏の愛や慈悲に生かされるという、「生まれ変わり」「人生の転換」という体験は見えない。つまり、高見の宗教的関心事は自己中心的なものだったと言える。

(3) 未解決のままの人生の不条理の問題

高見は自分のがんになった理由を探ろうとした。

私の場合も、なぜこの私が特にガンになったのだろうと、そう思わざるをえない。誰だって死ぬのだと分っていても、そのことで自分が特にガンになった悲運をカンタンにまぎらすことはできぬ。第一、原因が分らぬ。大酒をくらって、脳溢血になったのなら、不摂生が悪かったと思う。原因を思って、自分に言い聞かせる。が、ガンだけは原因が不明だ。(『日記下』四〇)

今迄はどんな苦しみも、自分のこやしになった。いやそう思うことで耐えた。しかし、今度の苦しみは、こやしにはならぬ。唯、苦しむだけ、苦しみっ放しで死なねばならぬ。何とかこの苦痛を受け入れる心構えが持ちたいものだ……。(昭和四十年六月十六日)(『日記下』三〇九)

ここで高見は「なぜこの私が特にガンになったのだろうと、そう思わざるをえない」、「自分が特にガンになった悲運をカンタンにまぎらすことはできぬ」、「原因を思って、自分に言いきかせる。が、ガンだけは原因が不明だ」と「なぜ、自分が」という疑問を強く持っている。[28] 高見ががんになった客観的理由はない。しかし、がんが与える肉体的、精神的苦痛は耐えられないほどに大きかった。その苦痛に耐えるためにはなぜ自分が病気になったのか理由が必要であった。その解答のない問いを不条理な問いと呼んでいる。「自分が特にガンになった悲運」「悲運をカンタンにまぎらすことはできぬ」と書いて苦悩の様子が見える。ただ、悲運だったと諦めようと努めている。自分ががんになったことは、巡り合わせが悪かったことであると理屈づけた。不運を負ったことは偶然の出来事であって理由はないと自分に言いきかせた。自分に言いきかせながらも、納得できず、ついに諦めるしか仕方がなかった。納得できない憤り、不満、怒り、悔しさが重なり合って表現されている。

注目したい点は、病気になったことを「悲運」と受けとめた点である。悲運の「運」を『広辞苑』では次のように説明している。「めぐってくる吉凶の現象。幸・不幸、世の中の動きなどを支配する、人知、人力の及ばないなりゆき。まわりあわせ」。この説明からすると「運」は人知、人力が及ばないところから来ると考えられる。そして、その「人知・人力の及ばないところ」とは、人間の言葉や論理では把握できないという意味で未知の世界である。この未知の世界が人間の幸・不幸をつかさどるというのだから、不幸がやって来ても諦めるしかないと言っているのである。高見は悲運の原因を「未知の世界」に追いやっている。「未知の世界」に不幸の原因を求めたことで一安心する作用が働いている。解決できない問題を抱えたとき、「未知の世界」に解答を見つけ出そうとして働く機能は、危機を打開する自己防衛としてスピリチュアル／宗教的なものである。

4　高見と宗教の関係

今まで高見の自己理解、他者関係、人生の不条理の問題を見てきた。高見の自己理解は、理性的理解というよりも、感情的要素が強い。敗北者感、挫折感、劣等感、自己卑下感、自罰感に満ちていた。高見はそれらの自己否定的感情から解放されて自己受容感、自己肯定感を持ちたかった。また、妻や実子恭子への深い罪責感・自罰感から解放されて自由になりたかった。さらに、不条理の問題に対しては、ただ、悲運だと諦めるのではなしに、納得できる解答を得たかった。ここでは高見が宗教とどのようにかかわったかを見てみよう。

(1)　信仰、帰依が必要条件

昭和三十九年十二月十三日の日記は高見の宗教観を述べたところである。

「弥陀の誓願不思議にたすけられたまゐらせて往生をばとぐるなりと信じて、念仏まうさんとおもひたつこゝろのおこるとき、すなわち摂取不捨の利益《りやく》にあづけしめたまふなり。弥陀の本願には、老少善悪のひとをえらばず、たゞ信心を要とすとしるべし」云々で『歎異抄《たんにしょう》』は始まる。「救い」は「かなた」から来る。「かなた」からしか来ないのである。「信心」により「帰依」により救われる。「かなた」から救われる。

キリスト教も同じである。滝沢克己氏は書いている。（『日記上』二四九―二五〇）

高見は宗教書をあさりながら自分の中にある葛藤に気づいていた。心の平安を得るには「かなた」から来るものを「信じて受け止めなくてはならない」のである。高見はここで二つの大きなテーマに言及している。かなたから来る救いを受けるための条件は「信心」と「帰依」である。信仰とは、神仏を充分に理解できないままで「信じる」のである。帰依も、理性的に納得できないままで神仏に任せ切ることである。[29]この二つによって「救われる」ことに高見は気づいていた。しかし、高見にはそれができないのである。理解してわかって信じるのならば、高見にもできた。しかし、理解できないままで、信じることは高見にはできなかった。信仰・帰依することの難しさを高見は強く感じたのである。そこに高い壁を感じ、同時に宗教に挫折を感じたのである。

（2）高見の生育史と宗教の関係

すでに見たように、「父を知らずに育った私は」と言っている高見は、実父から捨てられた遺棄感を持っていた。この感情は宗教にも裏切られることへの恐怖感を生んでいた。そのために宗教に飛び込むことが躊躇《ちゅうちょ》されたことは否めない。特に、高見の父阪本釤之助との関係は冷たいものであったようだ。父阪本釤之助から高見順母子に毎月十円が生活費として送られてきたが、それだけでは不十分であったので母が針仕事をして生活費を稼いでいた。生活に苦しむ母の姿を見ていた子供の順は、父の冷たさや無慈悲を心に刻んで、父への不信感を生み出した。高見順には人を信ずることが難しかった。父への不信感が高見の宗教を信ずることを妨げる一因になったと考えられる。

(3) 高見のマルクス主義思想と宗教との関係

昭和四十年一月二十八日の日記に次のように記している。

マルクス主義は私の学生時代においては、一種の宗教であった。今日から思うと、それはあやまりであった。党の無謬《むびゅう》性、組織への絶対服従(「鉄の規律」への自己否定的「滅私奉公」)はそこから来ていた。……

無批判的な宗教的帰依はあやまりだった。(『日記下』一〇三―一〇四)

高見にとってマルクス主義は一種の宗教であった。マルクス主義は組織への絶対服従、自己否定的滅私奉公を求めた。しかし、高見はマルクス主義に失望したし、裏切られたと受けとめたのである。その時以降、無批判的に帰依を求める一切の宗教には懐疑的になったのである。高見は自分自身さえ信じ切ることができなかったと考えられる。自分を信じられなくなった高見は、宗教に関心を持つ自分も信じられなかったのではないか。このことが宗教への入信を困難にさせたと考えられる。

もう一つ、高見は「宗教はアヘンである」というマルクスの言葉に随分影響を受けたように見られる。[30]マルクスは宗教は真の人間の自律を助けるものではなく、むしろ、一時の快楽を与えて独立心を妨げるものだと理解したようである。高見はマルクスの宗教観を受け入れて、宗教は自律を妨げるアヘンだと理解したのである。高見の宗教理解は必ずしも正しいものではない。しかし、マルクスに影響を受けて、信じ込んでいた高見は、宗教はアヘンだという主張を覆す論拠を持たなかった。ここに高見の宗教理解の限界がある。高見の宗教観には高見の生きてきた時代が大きく影響していると言える。その時代が持つ宗教理解が個人の宗教理解に影響を与えてしまうのである。

(4) 近代的人間観と宗教との関係

前述のように日記に『歎異抄』のはじめを引用したことに見られるように、高見は救いはかなたから来るものであるから、それを信仰で受けとめ、弥陀に帰依しなくてはならないという教えに心から引かれた。この仏教の教えに共通するものを滝沢克己の『仏教とキリスト教』にも見いだしている。

> 彼方から此方へ、現実に救いの手がさし出されるということは、いまここにいる人間自身の自覚とは、元来まったく何のかかわりもない「神の啓示」であるほかはない。したがってまた、この啓示を受けいれるということは、この私自身に本来固有な働きとは全然その系統を異にする或《あ》る特別な決断、いいかえると、ふつうの人間としてよくわかるということはどうしてもできないことを、わからないいままでただ「信じる」という意味の「信仰」とならざるをえない。[31]（『日記上』

二五〇）

滝沢の「わからないままでただ『信じる』という意味の『信仰』とならざるをえない」という言葉が、高見の心をとらえた。この言葉こそ、高見にとって「信じること」に関する最も困難なことで悩ましい課題であった。

高見は日記で、この引用の後に、「これは近代的人間の根本的態度と背反する。ここに『近代的人間の最も深いディレンマ』がある」と述べている（『日記上』二五〇）。わからないままでただ「信じる」ことを求められた高見は、自分にはそれはできないと苦悩の叫びを上げる。近代的人間は自律性を重んじ、自己が納得して信じる姿勢を重視する。国家が情報管理して、民衆を無知にして国家を信じ込ませて過ちを犯してきたことは過去の歴史が示している。近代的人間であることの意義は国民一人ひとりが自らで考え判断する自由を尊ぶ姿勢である。宗教が求める人間観と近代的人間観は相容れなかったと高見には思われた。この理解は、高見が宗教を信じることを困難にする原因となった。

もう一つ、青年時代の苦い体験が、高見の場合、理性を捨てて信じて帰依することを一層困難にしていた。

「近代的人間」としての私には、今の私のままの人間としては、「救い」が、かなたから来てくれない。その理由は、以上のことだけではない。「私」を無にしての「帰依」――青春時代を犠性にした、あのマルクス主義への「帰依」を、「信仰」と同じものとしては誤りであろうが、しかし、「私」を無にしてのあの「帰依」に対しては、私の心に今なお、うずきつづける傷と悔いがある。それ故、非理性的な「信仰」も不可能なら、いわば理性的「帰依」も私には不可能だ。「死」に直面しつつ、「救い」は遂に私にはありえないのか。（『日記上』二五〇—二五一）

ここには高見が理性を超える信仰や帰依の難しさで葛藤し苦悩する姿が見える。近代的人間は理性的に納得することを重視する。しかしこのことは、宗教が求める無条件の信仰と帰依とは矛盾する。そして、理性的納得が得られた帰依であったとしても高見にはマルクス主義での挫折体験が悔いとしてある。つまり理性的納得の有無にかかわらず、自己を投棄することを求める信仰やイデオロギーへの帰依は、高見にはもうできなかった。自己をまったく明け渡す自己開示、また、自己を捨て切る自己放棄がいかに困難であったかが明らかである。この前提条件が、高見の宗教への決断を困難にさせていた。『死』に直面しつつ、『救い』は遂に私にはありえないのか」は、自己の中で葛藤が生じた、その悲痛な叫びをあらわしている。

（5）宗教書を読むこと／書くことに「救い」を見いだした高見

この日記も同じだ。「救い」をもとめて、「救い」をさがすため、この日記を書く？　それでは、書くことが手段で、目的はほかにある。しかし、ほんとは、書くことのうちに「救い」がある。いま出版されている戦争中の日記、あれだって同じだ。活字にされ、出版されているものは、情熱の灰だ。あの日記は、あの当時、ああして書いていることのうちに「充実」があった。「解放」と言ってもいい。「救い」と言ってもいい。書くこと自体のうちに、目的があった。残っているのは灰である。

この日記も、書くことのうちに「救い」がある。（昭和三十九年十二月二十日）（『日記上』二九五―二九六）

この引用した部分には、二つの大きなテーマが書かれている。一つは日記を書くことの意味、二つ目は「救い」ということである。高見にとって「日記を書く」ことのうちに「救い」があると書いている。これは、書くことのうちに「充実」があり、「解放」があるとの理由で救いになったということである。高見はこのような書くプロセスのうちに「救い」を見いだして自己を満足させようとしたのである。

この高見の言葉は、実は彼の宗教へのかかわり方にも共通する。高見自身は多くの宗教書をあさって読んでいる。宗教書を熱心に読んだ理由は、死とは何か、生きるとは何かを突き詰めたい強い願望があり、救いを得たいという願望があったからである。もう一方では、真理を求め続けること自体が「救い」になったからだと想像できる。宗教書を読み続ける求道のプロセスが高見に新しい発見を与え、人間理解を深化させたので、一種の救いを与えたと想像できる。しかし、このような救いは高見の本来の目的ではなかった。しかし、宗教に入信することもできない高見は仕方なしに、求道し続ける「プロセス」に救いを見いだしたのである。そこには高見が宗教書をあさって読むことに一つの意味づけを与える必要があったからである。このような意味づけが高見に救いを与えていた。

以上、高見の宗教との関係を見てくると、宗教の本質が見えてくる。

① 宗教は信仰、帰依を求める
② 入信にはその人の生育史が影響する
③ 宗教への誤った先入観が入信の妨害になる
④ 近代的人間観（自律）と信仰は反する（信仰には自分の主体性を失う危険性が伴う）

高見のケースから見えてくるのは、高見は宗教に救いを求めたが、求めた救いを得られなかった事実である。救いを得られなかった理由は、宗教に特有の上記のような問題があった。高見のケースの問題は現代人が持つ問題であることを示唆している。例えば、宗教は自己の理性的自律性を押さえて、未知の世界を信じて自己を投棄することを求める。このことは現代人には非常に困難なことである。そのことは「宗教的ケア」の場合の壁にもなることを示唆している。「宗教的ケア」も宗教への信仰を求めるかぎり、ケアにとっては壁となってしまう。

この問題を解決する鍵はどこにあるのか。ここに「宗教的ケア」と「スピリチュアルケア」を分離して考える必要が浮かび上がってくる。高見にとっては「宗教的ケア」は馴染まないが、高見の生育史的背景、思想的背景、信ずることの難しさを理解しながら、高見のスピリチュアリティを尊重する「スピリチュアルケア」の可能性は充分残されていたと考えられる。「スピリチュアルケア」は高見に特定宗教への信仰や帰依を求めない。むしろ、高見のスピリチュアルな痛みや課題に注目して、高見自身に近寄り寄り添うケアである。具体的には、高見の中にある遺棄感、他者への不信感、あるいは人生の不条理感に一緒に付き合って考えるケアである。

5 宗教からスピリチュアリティへ

今まで見てきたように、高見は自己理解、他者関係、人生の不条理の問題を抱えながら宗教に救いを求めた。高見の次の日記には、宗教に解答を求めつつも、それを疑う高見の心の動きが見える。

ところで今私があたかも狂気のごとく本を読みあさらんとしているのは――流動食しかとらない体で「体疲る」の感を深くしながら、なおも痴者のごとく、道元を、親鸞を、キリストを読みあさらんとしているのは「光明を探る」ためであるか、「救い」をもとめてのことであるか、死とは何か、生死の根本問題を解きあかしたいためであるか。

そうではないとも言えないが、今の実感としては、そうだとも断定しがたい。すなわち、神あるいは仏に接したいという宗教的欲求ともちがうのである。若い頃、無神論で武装した私は、宗教に対して偏見を持っているのか。そうやすやすと、宗教に「救い」をもとめてなるものか、そんな心があるのか。（昭和三十九年十二月十九日）（『日記上』二七九―二八〇）

高見は宗教的「光明」「救い」を求め、「神あるいは仏に接する」体験を得ようとしながらも、そうだと言い切れない自分に気づいていた。「そうやすやすと宗教に『救い』をもとめてなるものか」と述べているように、宗教に何かを求めつつも、宗教に警戒心を持っている。自分が求めている「何か」を高見は明確に言語化することに至っていない。しかし、宗教の枠に縛られることを嫌悪する姿勢が見える。心の自由や主体性を堅持しながら、心の平安を求めたいのである。このような高見の必要に応えるものが、今日、スピリチュアルケアが提供しようとしているものである。宗教の枠に縛られないで自己を肯定し、心の平安や将来への希望を見つけ出せるように援助してくれるものである。

高見が求めたものは、自分のいのちを受け入れて肯定してくれるものであり、自分が犯した罪を赦《ゆる》してくれるものであり、不条理な問いに一緒に向き合ってくれるケアではなかったか。宗教という枠の中に縛られない心理的、哲学的、倫理的ケアである。それは宗教が主体となるのではなく、患者が主体となり、患者のいのちを支えている患者のスピリチュアリティを一緒に支えるケアである。それは神秘的世界や超越的世界との関係の中で、自分のいのちを生かす力、土台、枠組みを見いだすことである。

つまり、宗教の教義学的枠組みに縛られずに、人間としての自律性や主体性を尊重しながら平安や希望を見つけさせるケアである。それは宗教の教理や伝統的解釈を重んじるよりも、人間への真摯な態度を求めるものである。高見が求めたものは、そのような真摯な生き方であることが次の日記にあらわれている。この日記は高見順の病床を訪問した神学者の井上良雄が贈った八木重吉の詩集について書かれたものである。[32] 昭和四十年三月九日の日記に八木重吉の詩の一節を引用している。

死ぬまでに
死をよろこび迎えるだけの信仰が出来ぬこと
これにました怖れがあろうか。（『日記下』一八三）

この詩に対する高見のコメントは「……それが今の私には実に新鮮に——新鮮という形容は適当でないが、私の心を打った」とある（『日記下』一八二）。当日、高見の容態は悪く、痛みがあって、自分の死を予期していたようだ。高見は八木の詩を読んで心を打たれた。その理由は、八木重吉が「死をよろこび迎えるだけの信仰が出来」なかったなら、それはそら恐ろしい問題であると告白し、死への準備をしていたことにある。高見は死の準備ができていない自分を反省したのである。また、キリスト教徒でありながら、死の準備ができていないかもしれないと誠実に告白する八木の謙虚な生き方に高見は深く心を打たれたと考えられる。ここでも高見が求めたものは、宗教の教義ではなく、むしろ人間としての真実や生の姿勢であったと言える。

「ガンの導きで、死んでゆくのか。それでもいいが、私なりの何か『心の平和』が欲しいのである」(56)（『日記下』九）。また高見は、死の準備や心の平安を求めたのである。求めたのは宗教的理論や教義的解答をではなく、むしろ、心の平安であったことがわかる。

以上、高見ががんとの闘いの中で、どのように自己理解をし、他者との関係をつくり、人生の不条理の問題と向き合ったかを宗教との関係で見てきた。高見は宗教には信仰、帰依という壁があって入信できなかった。井上良雄の差し出したキリスト教的援助も高見の心を動かすには至らなかった。その理由は宗教自体への懐疑があったからである。その意味で「宗教的ケア」の前提に宗教への親和性が必要になることがわかる。神学者の井上良雄は熱心に高見にキリスト教を伝えたのであるが、結局高見は信仰には飛び込めなかった。むしろ、「スピリチュアルケア」が高見を含めて、すべての人へのケアに適切であるかもしれない。特に現代人が科学的思考法に馴染んでいる状況で、人間を超える神仏の存在を信じ、自分自身を投棄する帰依は実行困難に思えるのである。それに対してスピリチュアルケアは患者の側に立って患者のスピリチュアリティを支えるものである。スピリチュアルケアの有効性がここにある。

しかしここで、「スピリチュアルケア」がすべてのスピリチュアルペインの緩和に充分な働きをするものかどうかの問題が残っている。そこで次に、原崎百子の闘病記を見てみたい。原崎が宗教から得たものを明らかにしたい。

四　原崎百子にとっての宗教（キリスト教）

1　原崎百子の略歴

原崎百子（一九三四―一九七八、四三歳で逝去）は、国際基督教大学の学生時代にスイスの神学者エーミル・ブルンナー（Emil Brunner, 1889-1966）などの影響があってクリスチャンになり、卒業後、東京神学大学に進み、伝道者への道を歩み始めた。その後、牧師の原崎清と結婚し、牧師を助けることを自分の使命と感じて日本基督教団桑名教会牧師である夫原崎清を助けて教会の牧会にあたった。四人の子どもに恵まれたが、四三歳の時に夫から自分が悪性の肺がんであることを告げられた。彼女はこの病名告知を受けた次の日から日記を書き始めた。その原稿が彼女の死後、夫原崎清の手で『我が涙よ、我が歌となれ』として出版された。[33]この日記には原崎百子が残された人生の土台をキリストの中に見いだしたことが明らかにされている。また、キリスト教信仰が彼女の自己理解、他者関係や不条理の問題解決の基本にあることが見える。そこでここでは、キリスト教信仰が原崎の自己像、他者関係、不条理の問題に対してどんな機能を果たしているかを明らかにしたい。

2 原崎百子『我が涙よ、我が歌となれ』の研究資料としての信頼性

夫原崎清から百子に病名が知らされたのは、一九七八年六月二十八日である。召天が八月十日であるから、原崎百子が日記を記したのは死ぬまでの四四日である。その間に自分の正直な気持ちを日記に書き留めた。彼女自身がどのような姿勢で日記を記し、この日記がスピリチュアル／宗教的研究資料として適切であるかどうか、次の二点について述べる。一つは、日記執筆の態度表明であり、二つ目は他人の加筆・訂正の可能性についてである。

(1) 日記執筆の姿勢

一九七八年六月二十八日、原崎百子は日記を書き始めるにあたり、自分の日記を書く姿勢を書いている。

これはお母さんの、一人の女性として、清の妻また同労者として、そして一人のキリスト者としての、死を見つめた記録なのだから、ここで私は自分をかざる気もないし、本当の自分を刻んでおきたいと切に願っている。それに蛇足だけれど、こういう状況で人はどんなことを経験するものなのか、私の自分を見つめる心理学的興味もなくはない。とにかくここには、その時々のありのままを書く。出来る限り正直に。(『我が涙よ』一七)

ここには原崎百子の日記を書く姿勢が明確化されている。彼女の日記は「死を見つめた記録」だという。がんという病を負って間近に迫っている死の経験を記録したものである。日記執筆の姿勢は、「その時々のありのままを書く」「出来る限り正直に」と述べている。また「一人のキリスト者としての……記録」と書いて、自分の立場を明確にした。それは神の前に自分の生き様を偽りなく書くことを宣言したものである。彼女は正直なキリスト者としての証しを残したいと考えた。その証しには偽りがあってはならない。ここに、この日記の記録としての価値がある。著者の私欲や自尊心が働いて、意図的に美化や削除はないか。この疑問に先の引用文は答えたものである。原崎はあえて私欲、自尊心、見栄の入らない日記を遺すことを意図した。このような原崎の態度こそこの日記の記録としての価値である。彼女の言葉は、この闘病日記がこの論文でのスピリチュアル/宗教的ケア研究資料として信頼できるものであることを示している。

（2）他者による加筆・訂正の有無

もう一つは、著者以外の人が後日、意図的に改変した形跡の有無の問題がある。この点については、夫原崎清の証言がある。「妻の日記は、一日のうちでもその時どき、気が向いた時に書きとめていったもので、したがって余りに一行あきの箇所が多すぎる感もあり、読みづらいとは思いましたが敢えてそのままにいたしました」（『我が涙よ』二五〇）とある。著者の書き残したままの形で出版されたようである。また、夫原崎清によると、この日記が出版された最初の目的は、妻百子をよく知る人に「お礼のしるしとして自費出版された」ものであったという（同上）。百子をよく知る人たちには、百子をことさら美化する必要はなかった。美化することは妻への裏切りになることでもあった。夫原崎清は日記を公刊することは、百子の本意ではなかったのではないかと気遣って、次のように述べている。「最後に、――／百子、君の日記を無断で公にして、ごめんなさい！」（同上。本書の引用文中のスラッシュは改行を示す）。このような謝罪の言葉は、妻百子の正直で誠実な生き方を尊重する夫清の編集態度を示すものである。夫清がこのように百子の生き方を尊重しているかぎり、この日記に夫清の改変、加筆は無かったと判断できる。このような意図で出版されたものであるから、原崎百子のこの闘病記はこの論文の資料として適切な資料であり、研究対象とする価値があると判断した。

3 『我が涙よ、我が歌となれ』から見えるもの

（1）自己像（弱い者としての自己理解→強くされる希望）

録音テープからの「Ⅲ遺すことば　２子供たちへ」の中に原崎の気持ちが述べられている。

お母さんは、強い人間ではありません。弱い人間です。でもその弱い人間が強くされている。こんな嬉《うれ》しいことって、あるでしょうか？　だからお母さんは、明るい明るい気持なんです。そしてそういう大きな神様の愛の計画の中で、お母さんは生まれてきたし、育ってきたし、そして桑名へきたし、ここで働いたし、お父さんと二人で力を合わせて生きてこれたし、……だったら、これから先、お母さんに起こってくることも、神様の大きな計画の中の、愛の計画の中の一つひとつでしょ。お母さんは、聖書の中に約束されている、イエス様が成し遂げて下さった罪の贖い、赦し、そして死からの甦《よみが》えり、永遠のいのち。お母さんは、それを信じます。そういう信仰。神様からいただいている愛と、そしてそれを信ずる信仰と、そしてそれがあるからこそ与えられる希望とを、お母さんは今、持っています。ほかの人と比べてもっと強く持っているとか、そういうことじゃない。お母さんはお母さんの一生の中で、今いちばん強く、激しく、そのことを思っています。（一九七八年七月三日）（『我が涙よ』一八三―一八四）

ここにはキリスト者原崎百子が最もよく表現されている。「お母さんは、強い人間ではありません。弱い人間です。でもその弱い人間が強くされている。こんな嬉しいことって、あるでしょうか？だからお母さんは、明るい明るい気持なんです」と述べている。原崎の自分自身は弱いという告白である。ここにはどのように弱いかは記されていない。他の箇所では夫清と年中喧嘩をしたり「ブツブツ言う」ことが記されている。(34) 日常の家庭生活での肉体的、精神的限界を持つ人間としての弱さを言っているように見える。その上で原崎は「弱い人間が強くされる」喜びを記している。その弱い人間が強くされる道があるという希望が原崎の強さである。ここには現実の弱さと信仰からくる強さの「いのちの再生」ということが語られている。その再生の原点は「イエス様が成し遂げて下さった罪の贖い、赦し、そして死からの甦えり、永遠のいのち」とある。原崎はがん告知を受けてから死が近いことを感じて不安や恐れを持ちながらも、キリストの十字架の贖いと赦し、死からの甦り、永遠のいのちに自分の人生の土台を置いている。

原崎はイエスの業に信頼を置いていたので、自分の身に起きる出来事によって動揺することはなかった。この原崎の人生の土台は神が私たちのために した行為に置かれているもので、それを信仰で受けとめた。この信仰によって彼女の過去、現在、未来が神の大きな計画、愛の計画の中で理解された。原崎百子の弱さが、強さに変えられるという信仰で受けとめられて、彼女に希望を与えたものである。

（2）他者関係

夫清への感謝は次のように述べられている。

> 今日という日を、つまり「一九七八年六月二十八日」という日を、ここに明記しておきたい。今日は私の長くはない生涯にとって画期的な日となった。私の生涯は今日から始まるのだし、これからが本番なのだ。私は今本当に正直にそう思っている。
>
> 今日をそのような日にしてくれた清に、その勇気と決断と愛とに、どんなに感謝していることか！　それは清の愛であると共に、私への信頼と誠実とであって、私は清に一人のキリストを信ずる女性としてこのようにも信頼されたことを誇らしくさえ思っている。しかしそれは単に私への信頼といったものでないことはもちろんであって、私たちが共に望みを置いているキリスト・イエスへのゆるがぬ信頼に基づいている。（一九七八年六月二十八日）（『我が涙よ』一四。傍点は原書による。以下同）

夫清の思いやりと信頼に対して、百子の感謝の気持ちを表明している。

夫清は医師から妻の病気は現代医学では治療が絶望的だと知らされた。それから約四カ月の間、妻の両親と少数の友人だけにその事実を伝えて、それ以外には知らせなかった。[35] 幼い子どもたちに知られることを恐れたからである。夫清は妻百子に正直に病名を伝えるべき時を待っていた。夫清は四カ月の間は一人で苦しまなくてはならなかった。後で事実を知らされた百子には夫清の苦しみが痛いほどわかった。子どもたちが登校した後、夫婦二人だけになった時、彼女に肺がんであることを告げた。清の配慮は単なる人間の愛だけでできたものではなく、キリスト・イエスへの信仰を共有している者の信頼と誠実があったからである。キリストを信じる者同志の信頼関係が互いの思いやりの基礎になっている。

二人がキリストに人生の土台を置いていたので、いかなる苦難が襲って来ても、決して揺るがない平安があった。キリストによって二人が結ばれ、キリストのために歩んできたという使命観の共有が見える。このような使命観の共有を生み出しているのは、原崎夫婦のキリスト・イエスへの信仰である。つまり、百子と清の二人は人間同志の水平の人間関係だけではない関係、つまり二人が同じ神を見上げて、そこに出来ている垂直関係がある。「私たちが共に望みを置いているキリスト・イエスへのゆるがぬ信頼に基づいている」という言葉は、彼女の人生の根本的土台がキリスト教信仰に置かれていたことを証ししている。このようなイエス・キリストへの信仰を共有する夫婦が持つ互いの信頼と尊敬が、彼女の人生が危機に直面したときでさえ、動揺しない強さを与えた源泉になっている。

(3) 人生の不条理への思い

がん患者のスピリチュアル／宗教的ペインの一つは、人生の不条理から来るペインである。正解はないとわかっているのに、「なぜ、自分がこんな苦しい病にならなくてはならないのか」と悩む。苦しみの理由がわからないと患者は嘆く。このような問いの解答は、人に尋ねて見いだせるものではない。人から教えられて納得できるものではない。まして、合理的説明ができる問題ではない。

原崎はがんという病を抱えて、自分の人生はぶち壊されたと、そのつらい感情を語っている。次の文章は子どもたちへの遺言の中にある。


ほんとうに自分の計画がぶちこわされて、思いがけない時に、お母さんの生涯は思ったよりも短く終わってしまう。お母さんは、この病気と一生懸命戦うし、そして出来るだけ長くあなたたちといっしょにいるように努力をします。最後まで、一生懸命治る努力をします。けども最後に、最後にお母さんの生涯を「ここまで！」と閉じて下さるのは、神様でしょう。お母さんが自分で樹てた計画じゃなくて、それをもうぶちこわされてしまって、そしてもうほんとうにびっくり仰天した時にね、ああ、わたしは、わたしの計画の中で生きていたんじゃなくて、神様の計画の中で、神様の愛の計画の中で生きていたんだなあということが、分かるわけよね。身にしみて分かるわけよね。（『我が涙よ』一九三―一九四）

この日記には大きな二つのテーマがある。

第一は失望や怒りの感情である。この日記の中の「ほんとうに自分の計画がぶちこわされて、思いがけない時に、お母さんの生涯は思ったよりも短く終わってしまう」には、終末期がん患者が体験するつらい思いが表現されている。「自分の計画がぶちこわされて」「思ったよりも短く終わってしまう」「びっくり仰天した」という言葉は感情表現である。ここには自分の人生計画が予測通りにいかない事実と、計画が崩れたときの失望・挫折感・怒り・虚無感が表明されている。このような理屈のない悲劇的出来事はがん患者には不条理なこととして受けとめられているものである。

第二番目は、原崎の肉体に起きた不条理な出来事は、「神様の計画」「神様の愛」の中に起きていると信仰で受けとめている点である。そのことは、次の言葉にあらわれている。「けども最後に、最後にお母さんの生涯を『ここまで！』と閉じて下さるのは、神様でしょう」と語っている。原崎の身に起きたことは不条理な出来事であったとしても、原崎の生涯は神の手の中にあるという信仰である。失望感・挫折感・怒り・願望・意志もすべてを神様の手に委ね切ってしまう信仰が見える。ここには原崎が経験した安心、平安がある。別の言い方をすれば、自分の願望、意志、将来を神のみ心に委ねることで得られる神の与える平安を得るのである。この平安がこの言葉の中に表現されている。

4　原崎百子に見る宗教（キリスト教）の問題

以上のように、原崎百子の日記を材料にして彼女の自己像、他者関係、不条理な出来事との向き合い方を見ると、神への固い信頼が根底にあったことが明らかになる。人間の知識や能力を超える神との垂直関係が原崎のいのちの原点であり、生き方の基礎をつくっていた。ここには宗教が大きな力になっている。高見のケースを含めて、がん患者は、がんという病に苦しんで「なぜ、自分が苦しまなくてはならないのか」「神も仏もない」「どこに神がいるのか」と嘆く。このようながん患者の言葉には、自分に対して神はまったく無関心、無慈悲だとの怒りがある。神は自分の苦痛を和らげてくださらないと映っている。原崎の場合は、どうであっただろうか。原崎の次の祈りを見てみよう。ここには、原崎が耐えられないような苦痛や困難が襲ってくるとき神に助けを求めたことが記されている。自分の限界、信仰の限界があるので、神の手が支えてくださるようにと祈った。人間としての自分の限界を認めつつ、自分の限界や弱さのままで受けとめてくださる神に委ねている。

キリスト教は原崎の生きる支えとなっており、原崎の祈りが次のように書かれている。

《祈り》

主よ　私をつかんで離さないで下さい
もし私が主にすがるだけならば
私の手の力の萎《な》える日に
私はどうしたらよいでしょうか

主よ　私を見守りつづけて下さい
もし私が主を仰ぐだけならば
私の気力の尽き果てる日に
私はどうしたらよいでしょうか

主よ　この肉体からにじみ出る
私の祈りをお聞き下さい
もし私の口の言葉だけが祈りならば
やがて私の意識の混濁《うす》れる日に
私はどうしたらよいでしょうか
主よ　私のゆだねまつる私の一切を
み手にとって受け入れて下さい。（七月三十日）（『我が涙よ』一〇二―一〇三）

この祈りは、原崎の信仰が十字架のイエス・キリストに深くつながっていることを示すものである。イエス・キリストの生き方を原崎も生きたいと願っていた。

イエス・キリストは十字架にかかる前にゲッセマネの園で祈られたが、その祈りは「父よ、できることなら、この杯をわたしから過ぎ去らせてください。しかし、わたしの願いどおりではなく、御心のままに」（マタイによる福音書二六・三九）であった。この祈りには忘れてはならない二つの大きな構成要素がある。

第一要素は、イエス自身の苦悩回避の嘆願である。「父よ、できることなら、この杯をわたしから過ぎ去らせてください」。この杯とは、イエスが飲まなくてはならない十字架上での苦杯である。十字架上での肉体的苦痛、人々の嘲笑や神からさえ見捨てられる精神的苦痛である。[36] イエスが「できることなら」と祈られたが、ここに苦悩回避の強い願望が表現されている。無実なイエスが人類の罪を負うことはイエスには不条理である。納得できない不条理を引き受けることへの葛藤、苦悩、苦痛がこの言葉の中ににじんでいる。

第二要素は、「しかし、わたしの願いどおりではなく、御心のままに」と祈られた点である。ここではイエスが自分の願望を取り下げて不条理な十字架をわが身に引き受けて、神のみ心の実現を願っている。神のみ手に自分のいのちを任せる決断がある。決断に至るまでの葛藤や苦悩を福音書の記者はいろいろの表現で著している。[37] その後のイエスの姿には、自分に負わされた人生の苦難への恨みや不平は見えない。自分が負うべき十字架を負うことに徹して歩み始めている。「時が近づいた。人の子は罪人たちの手に引き渡される。立て、行こう。見よ、わたしを裏切る者が来た」（マタイによる福音書二六・四五―四六）。自分の生命は父なる神のみ手の中にあり、み心に忠実に従うことこそ、自分の生き方であるとの確信である。父なる神のご計画に自分の人生を委ね切った安心が見える。

さて、原崎百子の祈りにもゲッセマネの園でのイエスの祈りにつながるものが見える。病を負った生命を生きることのつらさが表現されている。原崎が自分の限界をよく理解していたことが見てとれる。「私の手の力の萎える日に／私はどうしたらよいのでしょうか」「私の気力の尽き果てる日に／私はどうしたらよいでしょうか」「やがて私の意識の混濁れる日に／私はどうしたらよいでしょうか」と葛藤や苦悩が表現されている。しかし、原崎百子は、今、がんという病を負い肉体的には衰えていく事実をしっかりと認識して、父なる神への絶対的信頼を持つのである。すべてのことを父なる神に委ね切ってしまうのである。それを「私のゆだねまつる私の一切を」という祈りの中で表現している。

以上見てきたように、原崎の人生はキリスト教信仰の上に固く立っていたとわかる。そのキリスト教信仰から原崎は多くのものを得たのである。

原崎の自己理解には、弱い者が強くされるという希望がある。その根拠はイエス・キリストによる十字架の救いと復活の希望にある。他者関係、特に夫との関係では、神への献身を共有する同労者としての強い絆がある。この神の前の同労者意識は夫婦関係でのお互いへのいたわりや優しさの源泉になっている。また、不条理の問題に対しては、原崎は一切のことは神の手の中にあると信じて平安を得ていた。原崎の得たものをまとめると次のようになる。

①　弱い者が強くされる希望

② 神への献身が与える優しさと思いやり（固い絆が夫婦の関係を特別なものにする）
③ 人生の一切の出来事は神の手の中にあるという平安
④ 自己中心、自己執着からの解放
⑤ 将来への希望、この世の先に新たな世界の確信

五 「宗教的ケア」と「スピリチュアルケア」の関係、それらの有効性と限界

この論文では高見順と原崎百子の二人の日記を取り上げて、がんと向き合ったときの自己理解、他者関係、不条理の問題への対応を宗教との関係から検討してきた。高見は宗教書をあさって読み、人生への問いの解答を求めたが得られず亡くなってしまった。その理由は宗教自体に現代人が超えられない壁があることにあった。この分析から、宗教をもって行うケア、つまり「宗教的ケア」は高見や近代的人間には限界があることがわかる。現代人の価値観である自律の精神と宗教の信仰や帰依は相容れない。

信仰の問題はイエスの時代にも起きていた。十字架の死を遂げたイエスが復活して弟子たちの前に現れた。それを信じられなかった弟子の一人トマスに向かって「あなたの指をここに当てて、わたしの手を見なさい。また、あなたの手を伸ばし、わたしのわき腹に入れなさい。信じない者ではなく、

信じる者になりなさい」（ヨハネによる福音書二〇・二七）とイエスは言われた。ここにはイエスの弟子でさえ復活のイエスを信じることができなかった事実がある。そして、信じることが宗教には必要だと記されている。また、使徒パウロの有名な言葉「このキリストのお陰で、今の恵みに信仰によって導き入れられ、神の栄光にあずかる希望を誇りにしています」（ローマの信徒への手紙五・二）には、パウロが得た恵み、希望、平和は「信仰によって」得たものだと記されている。信仰という内的行為が恵みにあずかる条件になっている。

しかし、原崎のケースから示されることは、キリスト教は死に直面した人の自己受容、他者関係、不条理の問題に対して大きな助けを与えることができることを示している。原崎にとっては、まずキリスト教の神との関係が第一にあり、そこから自己理解、他者関係、不条理の問題との関係が理解されている。イエス・キリストの人類の罪の贖いとしての十字架の死と復活の事実が明確に意識されて、原崎の人生の基盤になっている。イエス・キリストへの信仰が原崎の自己理解、他者関係、不条理の問題への鍵になり、慰めと希望の土台となっている。このような信仰に立つ「宗教的ケア」は、確かに大きな援助である。

「宗教的ケア」の持つ有効性は大きい。「宗教的ケア」と「スピリチュアルケア」の違いを罪責感の問題で考えてみよう。高見は、深い罪責感を持っていたが、この問題はどこで解決できただろうか。患者に寄り添うスピリチュアルケアでは自己理解が深まり、自責感が深まるけれども、そこからの解放感や自己肯定感は生まれないかもしれない。ここがスピリチュアルケアの限界である。スピリチュアルケアは超越者への洞察や気づきを強調するが、しかし、洞察する超越者のイメージ内容は自己の想像の範囲を超えられない。ところが宗教には超越者のイメージが明確にされていて、愛、慈悲、十字架の苦悩、復活の希望がある。宗教はこのような超越者の内実を示す遺産を持っている。この遺産こそ、宗教が持つ強さであり、かつ、「宗教的ケア」で生かされるものである。

キリスト教では、イエス・キリストの十字架の死によってわれわれ人間の罪が贖われたと教えている。人間の犯した罪をイエスが身代わりとなって自分の死をもって贖ったという教理である。この教えを信ずることでどんな深い罪責感や罪障感からも解放される。これがすべての人を赦すキリストの恩寵《おんちょう》の思想であり、高見が求めていたものであったと言える。このような深い罪責感で苦しむ人には、キリスト教は救いになるし、キリスト教的スピリチュアルケアは大きな救いになる。ここには宗教的ケアの有効性がある。

六　まとめ

この論文では高見順と原崎百子の闘病日記を資料にして自己理解、他者関係、不条理の問題に焦点を当てて宗教との関係を検討してきた。高見順のケースでは宗教的ケアの困難性とスピリチュアルケアの可能性が見えた。また、原崎百子のケースでは宗教的ケアの有効性が見えた。ここでは全体をまとめたみたい。

（1）「宗教的ケア」の限界

① 宗教は信仰や帰依を求める

高見のケースで明らかになったのは、宗教は「信仰と帰依」を求めるので、宗教に帰依できない人には、宗教は救いにならないことである。現代人は自律を尊ぶ価値観（近代的価値観）を持っているので、帰依を求める宗教への入信は困難が伴う。そして高見は自分を神仏に任せる帰依には至らなかった。

② 入信と生育史

高見のケースは、高見の生育史が宗教への入信に大きな影響を与えることを示唆している。高見は、父母から充分な愛情を受けずに育った。特に父親からは捨てられたと高見は思っていた。父親との不信関係が高見の信じる能力を育てる妨害をしていたと考えられる。人を信じる能力と神仏に帰依する能力が欠けていて、高見は宗教に入ることができなかった。

③ 宗教理解と入信

宗教への入信には、宗教的環境が大きな影響を与えている。既存の宗教はその宗教が生きた歴史の中でまとわされたイメージを負っている。人生観の形成される青年期に高見はマルクス主義に強い影響を受けて、「宗教はアヘンである」と教えられた。また、近代的人間観による宗教理解があった。このような宗教理解は人々に先入観を与えて宗教への入信を困難にする。

（2）「宗教的ケア」の有効性

原崎のケースを見ると、原崎のキリスト教信仰が危機の中でも原崎を支える基盤になっていることがわかる。それは「かなたからくる赦し」である。特に原崎の神理解は明確である。神は漠然とした存在ではない。人類の罪からの救いのために神の独り子イエスが十字架上で人間の罪の贖いの死を遂げ罪人に赦しを与え、死からの復活をなして希望を与えている。原崎の弱さや過誤も赦されたという自己理解、他者関係は彼女の慰めと希望になっている。

また、原崎の夫婦関係を見ると、そこには人間の夫婦愛以上のものが存在する。互いに神を信じる者同志であるという強い意識が見える。神を中心に仰いだ共通の人生目的を共有している力強さがある。夫婦関係の前に神への献身があり、神への信仰（忠誠心）と使命感がある。この神への献身が互いを強い絆で結びつけて、互いに尊敬し合う基盤になっている。原崎の自己理解、他者関係、不条理の問題の解決に大きな力となっている。

（3）「スピリチュアルケア」の有効性

スピリチュアルケアでは患者の主体性や価値観への配慮と尊敬がある。宗教の枠を超えるスピリチュアルケアは、宗教に無関心な人にも、宗教につまずいた人にも、また、宗教に反発している人にも、誰にでも寄り添いつつケアに当たる点で、すべての人に適応可能である。スピリチュアルケアは患者自身のいのちを守り、支え、完成に至るようにする援助である。宗教的、心情的、哲学的要素をもって、多角的に患者の魂のケアに当たるものである。

(4)「スピリチュアルケア」の限界

高見のスピリチュアルペインの一つに深い罪責感があり、それが自己否定につながっている。このような強い罪責感の解決には、スピリチュアルケアの力は限定的である。スピリチュアルケアが患者のスピリチュアルペインに寄り添うことを主なる働きとするかぎり、罪責感からの解放は限定的にならざるをえない。患者の痛みに寄り添うことで自己洞察が深まったとしても、高見のケースからわかるように、かえって苦痛が増すばかりである。スピリチュアルケアの方法はあくまで患者の主体性、自律性を尊重しているために、自らの力で救いの道に気づくしかない。この気づきは簡単なことではない。そこにスピリチュアルケアの限界がある。

以上見たように、スピリチュアル／宗教的ケアと表示されるケアは、重なりつつも異なるものであり、かつそれぞれに有効性と限界を持つケアであることが明らかになった。そして「ケア」という人間の全存在にかかわるケアでは、人間の哲学的問い、心理的動揺に対応することが大切であると教えられる。同時に人間存在を超える神仏や神秘的存在とのかかわりを通じて与えられる「向こうから来る」支えが、危機にある人のいのちを支えることが明らかになった。宗教は「向こうから来る救い」を宗教的遺産として持っている点で、スピリチュアルケアに寄与するものが多くあることも明らかになった。互いの有効性と限界を認めつつ、それぞれの立場で有効性を生かすことが賢明である。

注

（1） Thomson, J. E., The Place of Spiritual Well-Being in Hospice Patients, Overall Quality of Life. *The Hospice Journal*, 15(2), 13-27, 2000.

（2） スピリチュアル／宗教的ケアの表示で［／］が何を意味するかも問題である。Slash の意味は辞書によると「切りつける、むち打つ、削減する」である。記号として用いられると、「同意、または、あるいは」などの意味で使われる。スピリチュアル／宗教的ケアという表示は両者が同一のものを指す場合、あるいは別個のものを指す場合も可能である。

（3） Brun, W. L., A Proposed Diagnostic Schema for Religious / Spiritual Concerns. *The Journal of Pastoral Care and Counseling*, 59(5), 425-429, 2005.

（4） Koenig, Harold G., *Medicine, Religion, and Health: Where Science and Spirituality Meet*, Templeton Foundation Press, 2008.（ハロルド・G・コーニック著、杉岡良彦訳『スピリチュアリティは健康をもたらすか――科学的研究にもとづく医療と宗教の関係』医学書院、二〇〇九年）

（5） WHO Technical Report Series No. 804, Cancer pain relief and palliative care, 1990. 世界保健機関編『世界保健機関専門委員会報告書第８０４号』、武田文和訳『がんの痛みからの解放とパリアティブ・ケア――がん患者の生命へのよき支援のために』金原出版、一九九三年、五頁。

(6) 例えば、Doyle, D., Hanks, G., Cherny, N. and Calman, K. (eds.), *Oxford Textbook of Palliative Medicine*, Third Edition では、religious と spiritual を異なるものと理解している。pastorally or spiritually とか、religion or spirituality とも表記している。

(7) 谷山洋三「スピリチュアルケアと宗教的ケアの相違」『ケア従事者のための死生学』ヌーヴェルヒロカワ、二〇一〇年、三五〇―三六二頁が参考になる。谷山は、「スピリチュアルケア」と「宗教的ケア」を分割して論じている。「スピリチュアルケア」と「宗教的ケア」の共通点は魂へのケアである。相違点はケアの方法論である。「スピリチュアルケア」は患者に寄り添ってケアをする「患者中心」のケアである。一方「宗教的ケア」は、患者を特定の宗教の中に招き入れるケアである。宗教の中に入ると、特定の宗教が持つ教理、礼典、歴史を用いながら患者の苦悩の緩和をしようとする。その意味で「宗教中心」のケアと言える。

(8) Bartel, M., What is Spiritual? What is Spiritual Suffering. *The Journal of Pastoral Care and Counseling*, 58(3), 187-201, 2004.

(9) 大下大圓『癒し癒されるスピリチュアルケア――医療・福祉・教育に活かす仏教の心』医学書院、二〇〇五年。

(10) 藤腹明子『仏教と看護――ウパスターナ：傍らに立つ』三輪書店、二〇〇〇年。

(11) Elkins, D. N., Hedstrom, L. J., Hughes, L. L., Leaf, J. A. and Saunders, C., Toward a Humanistic Phenomenological Spirituality. *Journal of Humanistic Psychology*, 28(4), 5-18, 1988 ; Farran, C. J., Fitchett, G., Quiring-Emblen, J. and Burck, J. R., Development of a Model for Spiritual Assessment and Intervention. *Journal of Religon and Health*, 28(3), 185-194, 1989 ; Fitchett, G., Linda Krauss and the Lap of God: A Spiritual Assessment Case Study. *Second Opinion*, 20(4), 41-49, 1995.

(12) 危機（crisis）とは、英語の本来の意味は「分ける」「分割する」の意味。危機には、経済危機、家庭の危機、会社の危機などある。さらに、現代人が直面している危機は、人格が分割されるような人格機能の崩壊がある。原因は人格を形成、維持していた家庭、社会の構造変化によって、それらが果たしていた人格形成、生成、養育、成長への機能を失ったためと考えられる。人格の未熟化、自己中心化、集団への不適応化、精神的疾患の発症などが生じている。

(13) 窪寺俊之『スピリチュアルケア学序説』三輪書店、二〇〇四年、一五頁。

(14) 同上書、七五頁。

(15) 筆者は一九八二年九月から一九八三年八月までの一年間、米国のヴァージニア州リッチモンド市のリッチモンド記念病院でチャプレンとして働いた。一九八五年四月から一九八九年七月まで大阪府東淀川区の宗教法人在南プレスビテリアンミッション淀川キリスト教病院でチャプレンとして患者や家族のスピリチュアル／宗教的ケアに携わった。また、キリスト教会の牧師として一九七五年四月から一九八五年三月まで福岡県北九州市の独立折尾キリスト教伝道所で牧師、一九八九年八月から一九九三年八月まで米国のフリーメソジスト教団 (Pacific Coast Japanese Annual Conference of The Free Methodist Church) の East Bay Free Methodist Church の牧師をし、病人のケアと遺族ケア等に携わった。これらの経験から教会員や家族が病や死、死別のもたらす五つのスピリチュアルペインを持つことを経験した。これらの経験はスピリチュアル／宗教的ケアとは何かを考える機会を与えてくれた。

(16) 人間関係がスピリチュアルな問題を持っていることについて、マンシーは次のように述べている。「その人が自分をどう理解し、他者をどう理解しているかは、その人の神との関係を明らかに示している」と述べている。参考、Rev. Muncy, Jerry F., Muncy Comprehensive Spiritual Assessment. *The American Journal of Hospice and Palliative Care*, 13(5), 44-45, 1996.

(17) 窪寺俊之『スピリチュアルケア入門』三輪書店、二〇〇〇年、一三頁。

(18) 高見は井上良雄と親交が深かった。高見は井上良雄について次のように述べている。「今度井上良雄の文章を二十五年ぶりによみなおしてみて、私がいかに決定的な影響をうけたか、が改めて納得された。……私の同級生には、禅に赴いた中川宋淵とキリスト教に赴いた井上良雄とがいて、二人の生き方はたえず私の心に（うまく言えぬが）ひっかかっていた」(『高見順　闘病日記（下）』(岩波書店)、一六九頁、昭和四十年三月四日の日記)。「昨日、井上君は、死については若いときから考えさせられていたと言った。マルクス主義はその点では何の解決も与えてくれぬ。胸の空洞を満たしてくれぬと言った。……私と同様、子供を失って、強いショックをうけて、いよいよ宗教を考えるようになったと言う。私も由紀子を失って強いショックをうけたが……うけたというだけだった。……井上君は『復活』を信じていて、『そこが一番大切なところです。コリント前書をお読みなさい』と私に言った」（同上書、一八六－一八七頁、昭和四十年三月十二日の日記）。

(19) 高見は中川について次のように書いている。「宋淵さんは一高の同級。法科に行ったはずだが、たしか中途で頭を丸めて坊主になった。学生の多くは左翼に走った当時、彼ひとり禅の道にはいった。えらい奴である。名利をすて、すべてを捨てて仏道にはいった。仏道などというものは、人から軽蔑されていた時代である。現代の坊主への軽蔑から仏道そのものを軽蔑していた。そのとき、彼はひとり、仏道にはいった」（『高見順　闘病日記（上）』三二二－三二三頁。昭和三十九年十二月二十五日）。

(20) 中村真一郎編『高見順　闘病日記（上・下）』岩波書店、一九九〇年。この論文での引用は以下『日記上』・『日記下』と表記し、頁数を表記する。

(21) 勁草書房から『高見順日記』全八巻（一九六四－六六年）、続全八巻（一九七五－七七年）が出版されている。

(22) 道元『正法眼蔵』『正法眼蔵随聞記』『正法眼蔵行持』、親鸞『歎異抄』、沢庵禅師『不動智神妙録』、山田無文『白隠禅師坐禅和讃講話』、滝沢克己『仏教とキリスト教』「こころの問題と政治的イデオロギー」、源了円『武士の自殺』？、沢木興道『永平広録抄話』『正法眼蔵講話』、鈴木大拙『禅問答と悟り』『無心といふこと』『日本的霊性』、倉田百三『法然と親鸞の信仰』、内村鑑三『余は如何にして基督信徒となりし乎』『求安録』、西有穆山『正法眼蔵啓迪』『法然上人行状画図』、暁烏敏『無量寿経』仏説観無量寿経講話？、源信『往生要集』、キェルケゴール『神への思い』、パスカル『パンセ』、シュザンヌ『シュザンヌの手紙』、リュティ『我は初めなり終りなり』など。これは一部である。

(23) その他にも「父を知らずに育った私は」と記している。『日記上』二四六頁。

(24) ここには高見の置かれた境遇への不満と同時に、母への憐れみの情があるように見える。細々と生活を支える母の苦労への同情がある。

(25) 高見の中には歪んだ父親像があったことは、次の文章からうかがうことができる。昭和四十年三月八日の日記。

「私は父に対して、愛情と敵意のいりまじった、ヘンにねじくれた気持だった。……どうせ頼んだって何もしてくれるはずはないと思って（母が『頼め、頼め』と私に言うので、母の顔を立てるような気持で）頼んだのだ。すると、父は不思議なことに（と私は思った）上田万年博士あての手紙を書いて、私にくれた。そんなことをしてくれるわけはないと思っていた私は、むしろあわてた」『日記下』一七七頁。大学卒業時の就職探しの際、高見の父は上田万年博士に依頼状を書いてくれた。父親の態度が高見の想像と違っていたことを示した文章である。高見の父親への誤解はひがみから来たものかもしれないと高見は反省した。

(26) 昭和三十九年十一月二十三日の日記にも、高見と妻の関係が記されている。「昨日の私は悪かったとあやまったが、妻は許さない。（もしガンがなおって五体満足になったら、別れよう！　とこの時は本気で離婚を考えていた。）」の（ ）の中の文章は妻の文章である。これを見ると妻は本気で離婚を考えていたことがわかる（『日記上』二一三頁）。

(27) 高見は学生時代に石田愛子と同棲して孕ませた子どもを当時違法であった堕胎させたことがある。タレントでエッセイストの高見恭子は愛人小野寺房子に産ませた娘。恭子は『日記上・下』にしばしば出てくるが、そこには高見の罪責感がにじみ出ている。

(28) 日記の編集に当たった中村真一郎は、この日記が「不条理な死をいかに受けいれるかについての精神的苦闘の精細な分析となっている」と述べている（『日記下』三五四頁）。

(29) 帰依について『岩波　仏教辞典　第二版』（二〇〇二年）は次のように説明している。「仏教漢訳語としての帰依は、すぐれたものに対して自己の身心を投げ出して信奉することをいう。仏（buddha）と法（dharma）と僧（saṃgha）の三宝に帰依することを三帰依といい、これは仏道に入る第一歩とされる」とある。

(30) 「宗教は阿片なり」という言葉を数回記している（『日記下』一〇五頁、一九六頁）。「宗教は阿片である」は、カール・マルクスの論文『ヘーゲル法哲学批判序論』の言葉で、同論文には「宗教は追いつめられた者の溜め息である」「人民の幻想的幸福としての宗教」などという宗教批判がある。マルクス自身はユダヤ教の家庭に生まれ、プロテスタントに改宗したが、無神論者であった。

(31) 滝沢克己「現代における禅と西洋思想」『仏教とキリスト教』法蔵館、一九六四年、一四五―一四六頁。

(32) 井上は高見の魂の糧にと書物を贈呈していた。その中に『シュザンヌの手紙』、リュティ『我は初めなり終りなり』、バルト・トゥルナイゼン『われ山に向いて眼をあぐ』、八木重吉『貧しき信徒』などがあった(『日記下』一八二頁)。

(33) 原崎百子『我が涙よ、我が歌となれ』新教出版社、一九七九年。以下、本書からの引用は『我が涙よ』と略し、頁数を記す。

(34) 「大体、お父さんとお母さんは年がら年じゅう喧嘩してましたね。時々そんな時、二郎に『お母さん、もうやめとけ』って言われるくらい、お母さんひとりでブツブツ、ブツブツお父さんに対する文句を言いました」(『我が涙よ』一八二頁)。

(35) 『我が涙よ』、八頁。「妻の両親とごくごく少数の友人たちとを除いては、すべての人々にこれを隠し通し、したがって私の家族すら死後初めてそれと知ったようなわけである」。

(36) 「『エリ、エリ、レマ、サバクタニ。』これは『わが神、わが神、なぜわたしをお見捨てになったのですか』という意味である」(マタイによる福音書二七・四六)。「『エロイ、エロイ、レマ、サバクタニ。』これは、『わが神、わが神、なぜわたしをお見捨てになったのですか』という意味である」(マルコによる福音書一五・三四)。

(37) マタイによる福音書は、「悲しみもだえ始められた」「わたしは死ぬばかりに悲しい」(二六・三七―三八)、マルコによる福音書は「イエスはひどく恐れてもだえ始め」「わたしは死ぬばかりに悲しい」(一四・三三―三四)、ルカによる福音書は「イエスは苦しみもだえ、いよいよ切に祈られた。汗が血の滴るように地面に落ちた」(二二・二四)とイエスの苦悩の様子が語られている。

■第三章■

スピリチュアルケアと信力の一考察

要旨

スピリチュアルケアは患者の神仏や超越者への信じる力を支え、強化する援助である。信じる対象によって神仏への信仰、人への信頼、自分への信頼（自信）を使い分けてきたが、それぞれの特徴、構造、機能、成果を明らかにした。信仰は未来への希望を開くものであるし、信頼は人との関係を深め、自信は内的力を引き出す力を持っている。本稿は、キリスト教、仏教などの信仰内容（教義、教典など）には触れず、「信じる行為」に焦点を当てた。「信じる」行為は、心を一点に定めることで集中力、認識力、思考力、判断力を高める能力を持つ。「信じる」ことは、目に見えない次元の世界（神仏、神秘の世界）との絆をつくってくれる。終末期患者の死後の希望などの新しい視点が「信じる力」からもたらされる点でスピリチュアルケアの意義は大きい。

キーワード：信仰、信頼、自己への信頼（自信）、視点の転換、内的力

一　問題の背景と研究目的

1　問題の背景

終末期がん患者は「元気になったら、一度故郷に帰りたい」「娘の結婚式に出たい」「死んだら天国で両親と再会したい」「死ぬ前に家族ともう一度会いたい」などと訴える。これは患者の「希望」と言われていて、身体的苦痛や社会的困難の中にあっても患者の心の支えになるものである。臨床現場ではこのような叫びに応えることが求められていると、J・ペンソン（J. Penson）は患者の希望に応える医療者の責任を指摘している。しかし希望は必ずかなえられるわけではない。にもかかわらず希望を持つことの臨床的意味は確認されている。[1] L・R・マーティン（L. R. Martin）とM・R・ディマテオ（M. R. DiMatteo）は、信仰を持つことが病気予防や回復の早さに積極的意味を持つことを明らかにした研究を紹介している。[2] クリスチーナ・パカルスキー（Christina M. Puchalski）は宗教は苦難・絶望的状況をより広い視野から理解する枠組みを提供すると述べている。[3] その上で、宗教が持つ教義、儀礼なども適切な意味や目的を与えてくれるという。

「希望」は「こうあってほしい」という願望が根底にあるもので、実現可能性のないものも含まれる。例えば、死の臨床研究をしたエリザベス・キューブラー・ロス（Elisabeth Küblar-Ross）は死への段階の第三段階に「取り引き」があり、患者は医師や神仏との「取り引き」を行うと述べている。[4]「取り引き」の目的は生命の延長や願望の実現であり、その「取り引き」がかなったとき、患者は一瞬の輝きを取り戻すと語っている。人は危機状況の中では希望のみならず夢や幻を創り出してまで生き延びようとすると、ナチス・ドイツの強制収容所で極限状況を経験したヴィクトール・E・フランクル（Viktor E. Frankl）は述べている。[5] 極限状況では、その夢や幻はまったく根拠のないことであるにもかかわらず、本人はそれを信じることで自分を支える力を得ていると言える。そのことは「信じること」の重要性を語っていると言える。本稿では「信じる力」を「信力」と呼ぶ。

「信力」は一般的にはあまり使われない語であるが、『日本国語大辞典　第二版　第七巻』には、「自分を信頼する心。自信の力」と説明されている。[6] 本稿では「信力」とは、「ある対象（可視的、不可視的）を信じる心理的力」と定義する。この定義ではある対象や事柄を「信じる」という行為が本人の心の状態によって揺れ動くことが想定されている。病状の悪化のために自分自身がどうなるのかわからなくなり、不安や恐れのために集中力、理解力、判断力を失って自分を「信じること」ができなくなり、自信を失うことが起きる。このような患者を人間らしく生きるように援助するとは、どういうことなのか。医療的、経済的、家庭的問題など、多くの問題がかかわっているが、その一つが神仏、他者、自分を「信じる」ケアである。本稿は特に神仏への信仰、他人への信頼、自分への自信（本稿では自分への信頼という意味で用いる）の三つに焦点を当てて分析する。

本稿は終末期医療でのスピリチュアルケアと患者の「信じる力」の関係を明らかにすることを目的

にする。特にスピリチュアルケアの役割や意義については、他の論文で扱ったので、[7]本稿は「信じる力」に焦点を当てて「信じること」の癒やしの力を明らかにする。

2 研究目的

危機状況で生きるためには「生きる意味や目的」が必要であると説いたのは、強制収容所の生活から生き延びた精神科医のフランクルである。彼は作品の中でしばしば、人生においてはいかなる時にも生きる意味を見つけることが重要だと書いている。「私たちは、人間として生きている意味と価値を、絶対的に信じていなければならないでしょう」と書いている。[8]加えて彼は、「究極の意味、存在の超意味を信じようと決断すると、その創造的な結果があらわれてくるでしょう」と述べて、[9]人生の究極の意味、存在の意味を「信じようと決断すること」から生きる道が開かれることを明らかにしている。フランクルの「信じようと決断すること」は、生きる意味や価値を見つけることが重要であると同じように非常に重要なテーマである。しかし、多くの研究者は生きる意味の重要さを指摘しているが、その意味を「信じること」には十分な注意が払われていない。本稿は危機状況の中で好転が望めず、未来の悪化が予想されるとき、「信じること」とは何か、その特徴、構造、機能、成果を明らかにしたい。

これまでの研究では、「信じること」は宗教の問題として扱われ、そのために既存の宗教（仏教、キリスト教など）がどのような信仰を持っていたかを扱ってきた。例えば、宗教学者岸本英夫は五〇歳のとき、悪性の皮膚がんになり生命の危機を迎えた。彼は個人的に宗教を信じていなかったので頼るものがなく、「私は、その死にたち向かうにあたって、もっとも有力な武器である死後の生命の存続という信念をもっていないのである。素手で死の前にたっているようなものであろう」と述べている。[10]彼は宗教が語る内容を信じることができなかった。彼は宗教があれば自分を支える力になることはわかっていたが、あえて、宗教を信じることを放棄した。彼が行き着いた境地は「死は別れである」と受けとめることであり、「死に対する考えかたが、わかったような気がした」と言う。[11]さらに「死というものが、今まで、近寄りがたく、おそろしいものに考えられていたのが、絶対的な他者ではなくなってきた。むしろ、親しみやすいもの、それと出逢いうるものになってきたのである」と述べている。[12]ここで教えられることは、「死は別れである」という解釈は単なる解釈以上のものとなり、彼の「信念」になったことである。信念になったとき、自分にとって間違いない真理として受けとめられたのである。この瞬間に主観的真理は人間の日常性を超えた別次元の事柄として受けとめられ、永遠につながる真理、永遠に続く真理、すべての民族・文化にも共通する普遍的真理と変化したのである。彼は「信じること」ができるものを見つけたのである。このように「信じること」で彼自分を支える力を持ったのである。

こう考えると、自分の身に死が迫るような危機状況では、二つのことが重要になることがわかる。

第一は「生きる意味や目的」を持つこと。特に「生きる意味や目的」の内容の問題である。宗教は「生きる意味や目的」を神仏のことばとして語っている。そして、第二は、その生きる意味や目的を真理として「信じること」と「決断すること」である。

ここでフランクルと岸本を取り上げたのは、「信じること」の意味を考えるためである。フランクルは、①「究極の意味、存在の意味」があること、②それを「信じる決断すること」。この二つのことが極限状況にあっても人間を尊厳ある人として生かす力になると言っている。岸本は既存の宗教は信じなかったが、自分が創り出した信念「死は別れである」を確信することで心の安らぎを得たのである。フランクルと岸本に共通する一つは、それぞれが生命の危機に襲われ、その危機が非常に緊迫していた点である。このような緊迫した状況では信の内容だけではなく、信の内容を「信じる決断をすること」が緊急の課題になるのである。しかし、「信じること」には、葛藤や戸惑いが生じる。決断とは、葛藤の中で心を定めることで、迷いを払うことである。迷いを払うことで力を一点に集中して自分を取り戻す力になる。「信じる」とはある一点に自分の立場を定めることで、迷いから解放されることである。「信じること」には、過去の生活、価値観、生き方への執着を振り払って、新しい価値観、生き方、世界観に自分を委ねる意志的決断が重要になるのである(13)。

今までの研究では、宗教が医療の中で問題になるとき、仏教的死生観やキリスト教的死生観が問題にされている(14)。その結果、宗派の違いによる死生観の比較が語られることが多かった。そこで本稿では既存の宗教の信じる内容とは無関係に、「信じること」を宗教心理学的に明らかにすることを目的にする。宗教心理学的方法を用いながら、①「信じること」の種類、②「信じること」の特徴、③「信じること」の機能、④「信じること」の構造（必要、対象、信をもたらす根拠）、⑤「信じること」の成果を明らかにする。

二　「信じること」に関する宗教心理学的先行研究

ここでは「信じること」に関する宗教心理学的研究を概観する。

1　松本滋

宗教心理学者の松本は『宗教心理学』の中で、「信仰の心理構造」という節を設けて、人間の誕生からの一生の中で信仰がどのように形成されるか発達心理学的考察を行っている。(15) 彼は、①信じる対象と②信じ方の二つの問題を扱うべきだと語っている。彼はさらに信じる営みをレベル別に分けて、①信念（belief）②信頼（trust）③信仰（faith）としている。(16) しかし、この「レベル」が意味するものを明確にしていない。ただ、彼は認知機能の度合いを問題にしている。ここで松本は「信じること」が含む認知的・知識的要因に触れているが、「信じること」の構造を宗教心理学的視点から十分に明らかにしたとは言えない。

2　鶴岡賀雄

宗教哲学者の鶴岡は論文「権威・伝統・信仰」の中で、信仰の構造を「信仰の対象」と「信ずる行為」に分けて、宗教哲学的に明らかにしている。特に「信ずる行為」について、人を信仰へと決断させるものは、伝統に裏付けされた権威であるとしている。権威は伝統の中で人々が信じ続けてきたことから生まれたものであると述べている。[17] そして、「信じる主体の態度は、……その人をして、そのように信じさせる――未知ないし不可知の事柄を真として受け入れさせる――何かが、積極的なモメントとして作動している」と述べている。[18] モメントになっているのは、伝統であり、それが権威をもって伝えられてきたことであるという。具体的には「それを伝えてくれた『人を信頼する』側面が必ずあるだろう」と述べている。[19] さらに、鶴岡は「信仰とは、人を信じるのである。信仰とは必ずや人への信でもある。信ずるという語の重要な用法として信頼する trust という方向のものがあることは、信仰のこの側面を明示するものと思われる」と語っている。[20] そしてその方向へ動かすものは伝統の中に「自分よりも大きなもの、優れたもの、よきもの」を認めているからであるとしている。[21] その意味で「信仰とは自らより偉大なもの（者）の発見でもある」と述べている。[22] 彼は「信じること」の重要性に注目して、宗教哲学的に明らかにしていると言える。

3　山岡政紀

言語学者の山岡は論文「人間学の探究（7）――人間にとって『信じる』とは何か」の中で、「信じる」ことを言語学的に明らかにしている。[23] 山岡は「信じる」という語が用いられるのは、命題が自明の理でないときであると言っている。だから自明の理をあえて信じると発話するのは不自然であると言う。[24]「神を信じる」と言うのは、神の存在が自明でないからである。しかし、もう一方で、「あくまでも個人的見解であって客観的な保証がないと言いたい時には敢えて『信じる』を言語化して……言う」とも語っている。[25] 神の存在が自明でないが、個人的見解として強調したいときには、「信じる」を使うと指摘している。山岡は、宗教的信仰はしばしばそれに相当すると言う。

4　林研

宗教学者の林は論文「信念の倫理とプラグマティズム」でウイリアム・ジェイムズ（William James）の著書 *The Will to Believe*（『信じる意志』）を取り上げて、そこでの二つの問題「信じることの権利」「信じることの必要性」について分析している。[26] ジェイムズは心理学者でありプラグマティズムを主張する哲学者であったので、「信じること」を実際的効果の点から明らかにしたと林は分析している。つまり、「信じること」によって、実際的効果が生まれるならば、それで信じる内容を善しとするジエイムズの立場を林は批判的に論じている。

5　舘熙道《たちきどう》

宗教哲学者の舘は信仰を［過去・現在と未来にかかわる信仰］［知識と信仰］［信仰と信心］に分けて明らかにしている。[27] 彼は「信仰は、人間が、過去のこと（教祖、教典、教団）が現在の『私』を未来に向って、希望（恐れや悲しみを超えて）、畏敬（かしこみ慎しみ、おそれ仰ぐ）の心的状況をもつことを意味する」と述べている。[28] また「信仰によってこそ人間の永遠の未来が照明されるから、信仰は人生の光とされる」と言う。[29] また「神に向って自我をなげすて、神意にしたがって生きる人間には、永遠なる未来への道が神へ向って照明されて、不安を越えて安心（Zuversicht）が定まるのである」とある。[30]

6　脇本平也

宗教学者脇本平也は『講座宗教学2　信仰のはたらき』の編者の「まえがき」で信仰の根本理解を述べている。脇本は、信仰は「心のはたらきが、超越性を志向し究極的実在にかかわる場合」と定義している。[31] また、「信仰がそれ自身としてダイナミックに動いてやまぬ『はたらき』そのものである」

とも言っている。[32] このことから、信仰は個人の幸福や社会の安寧にも役立つはたらきであると脇本は理解していたことがわかる。

7 高田信良

宗教学者高田信良は『宗教学事典』の「信仰・信心」の項目を扱い、その中で、「信」とは「(神や仏、宗教の教えを)信じ尊ぶこと、敬い仰ぐことを意味する」と、定義している。[33] 彼は、「信仰のない宗教」「哲学的信仰」「ユダヤ教・キリスト教のイスラムにおける信」「イスラム」「キリスト教」などにおける「信」を宗教学的に扱っているが、宗派的アプローチであって、必ずしも宗教心理学的ではない。例えば、キリスト教では「キリストの言葉に従い行為することがキリスト教における信である」と述べていることから明らかである。[34] この説明は宗派的であって、宗教心理学的アプローチからは離れている。

8 ヤロスラフ・ペリカン (Jaroslav Pelikan)

宗教哲学者のペリカンは、信仰はいろいろの言葉に言い換えることができることを指摘した。①誠実さ (faithfulness)、②従順 (obedience)、③信用 (trust)、④依存 (dependence)、⑤体験 (experience)、

⑥信条（credo）としている。ペリカンの分類を注意深く見てみると、そこには「信仰内容」と「信じること」が混じっている。⑥信条は信仰内容を示しているが、①〜⑤は信じる行為が含まれている。一つの例をとれば、「信仰は誠実さである」（Faith as Faithfulness）と述べているが、「信じる」（faith）とは、誠実に生きること（faithfulness）であり、それは行為になって初めて意味をなすものであることを語っていると言ってよい。そして「信じること」が困難なのは、目に見えないことを信じることには葛藤が伴うからであるとも語っている。ペリカンは「疑い」が大きな問題になることも指摘している。

以上、先行研究を見てきたが、宗教が実質的に人間を救うことができるには、人間側の「信じる行為」が不可欠である。勿論、キリスト教教義学では、最初に神の恩寵《おんちょう》があって信じる行為が生じるのである。また浄土真宗では、「本願」があって初めて信心が生まれるのである。それにもかかわらず、例えば、浄土真宗の開祖の親鸞は「本願を信じ念仏を申さば仏に成る」と語って、「本願」を信じることの大切さを説いている。(35) キリスト教の例をとれば、イエス・キリストは信じることを求めている。「信じない者ではなく、信じる者になりなさい」（ヨハネによる福音書二〇・二七）、「あなたの信仰があなたを救った」（マルコによる福音書五・三四）などがある。トマスの例は、復活のイエスを信じなかったトマスに信じることを促した言葉である。病気の癒やされた婦人の例は、イエスを神の子と信じたことをほめた言葉である。この二つの例はイエスを信じることで新しいことが起きることを指摘している。また文脈から見ると、「信じること」には困難さを伴うことも見えてくる。「信じる内容」がわかったとしても信じられないこともある。それは、山岡が語るように、自明でないから信じるのであって、そこには不安や戸惑いが生ずるのが当たり前である。しかし、信じることで過去の自分から新しい自分に変わるきっかけになる。信仰とは自分を捨てることである。親鸞とイエスの事例を見ただけであるが、信仰の内容は宗派で異なるが、普遍的な事実は「信じること」自体が不可欠な要因であることである。

三　信と言葉

1　日本語の「信」の意味

改訂新版『漢字源』によれば、「信」について以下のような説明がある。『言』は、言明（はっきりいう）の意。信は「人＋言」で一度言明したことを押し通す人間の行為をあらわす」[36]。『新潮日本語漢字辞典』では、「①言動や行動に嘘偽りがないこと。人をあざむかないこと。②正しいと考えて疑わない。③宗教に帰依する。神仏や聖なる存在をあがめ、自分の心をゆだねる」[37]とある。白川静『字通』では「言は誓言、神に誓う語である」とあり、[38]「信」は宗教的意味合いの強い語であることが示されている。
以上、三つの辞典の説明から見えることは、次のようにまとめられよう。
①「信」は、元来は、はっきりとものを言う出来事を示す言葉であった。当然、ものを言う相手がいることが前提であるから、社会・共同体を背景にして生まれた言葉である。「信」は社会、共同体の維持のために自然的に出来た言葉のように見える。
②はっきりと言う相手がいることから、そこには関係性が生まれて、関係をつなぐに必要なのが「信」である。人間関係での「信」のつく言葉には信頼、信用、信服、信望、信任、信託などがあり、他者との関係があらわされている。
③白川は宗教的意味を強く意識して「誓言」にかかわることを明らかにしている。宗教にかかわる言葉には、信仰、信教、信者、信士、信徒、信心、篤信、狂信、迷信などがある。[39]
④人間関係は単に受動的なものではなく、両者の主体的実存的かかわりが求められる。そこから「任せる」の意味を持つ信任、信託の語が生まれた。
⑤他者や神仏との関係以外にも、自分との関係から自信などの語が生まれたと推察できる。
⑥特定の対象はないが、信のあり方を示す言葉。この言葉は、特定の相手は明確ではないが、関係性をあらわした言葉には、信義（人として、約束を誠実に守り、義務を果たすこと）、信実（誠実で、うそや飾り気がない）などがある。

2　関係度をあらわす言葉

信仰、信頼、自信などの関係性をあらわす言葉は心の状態を示す言葉である。そして、心は常に変化するものである。心が変わることで相互の関係は変わる。その変化は、相互の距離感や親密感として現れてくる。それらの関係の様子が次のような言葉で表現されている。関係性の確かさから不信まで順に以下説明する。

①確信

確信とは、「かたく信じて疑わないこと」（『広辞苑』第六版）。相手を強く信じて動揺しないこと。確信とは、両者の心の結び付きを示す言葉というよりも、むしろ、本人自身の心の状態を示している。相互の距離感は近く、ほぼ一体化していて信じる対象への一途さがあり、一寸の疑いもない心の状態である。こちら側の心が堅く固まっているので少しもぶれない状態である。この心の状態では環境が変わっても心が定まっているので動揺しない。この心的状態では信じる対象と自分とが一体化しているために変化への柔軟性に欠けやすく頑固に見られることもある。しかし、このような心の状態には勇気、快感、希望などの積極的感情を伴うことが多い。臨床的にはこのような心の状態にある人は自己の人生にも積極的見解を持っている人が多い。

②信頼

信頼とは、「信じてたよること」（同上）。対象を信じて認めて頼ること。信頼する他者との心的距離感は接近している。接近は親密感となり、安心となるので互いに心を開き自分を任せる状況にあることを示している。この信頼関係は互いの不要な緊張を和らげるので、明るい人生観や未来観を描きやすい。

③疑心暗鬼

「疑心暗鬼を生ず」とは、「疑心が起こると、ありもしない恐ろしい鬼の形が見えるように、何でもないことまでも疑わしく恐ろしく感ずる」（同上）こととある。両者間には心的距離があるだけではなく、こちら側には不信感情があり、自分の本心を開ける状態ではない。心の開放性は低く、相手を信じられない不快さがある。

④不信

「不信」とは、「信用していないこと」（同上）。信じていない状態で両者の心的距離は非常に離れている。相手への積極的否定感情である。そのために心は閉ざされていて、不快、嫌悪、憎しみなどの否定的感情も伴うことが多い。

四　信の構造（信の対象、信と感情、信の深浅）

宗教心理学的視点から「信じること」を見たとき、「信」の対象によって三つに分類できる。①神仏への「信仰」、②周りの人への「信頼」、③自分の人生への信頼・「自信」である。現実を振り返ってみると、神仏への熱心な信仰を持っている人もいる。人への信頼や信用がなく疑心暗鬼になる人もいる。明確な根拠もないのに異常な自信を持つ人もいる。臨床的に見ると、襲ってきた危機に向き合って自分を支えるのは、「信」の機能である。「信」の関係があることで状況に左右されずに感情が安定して、集中力、理解力、判断力を支えるのである。

1　「信」の三つの対象

「信」は先章で見たように、病気、死、離別、挫折などの人生の危機に直面したとき、本人を支える機能を持っている。ここでは、「信」の対象には、三つがあることを明らかにする。

①「私と神仏」の関係

「私と神仏」の関係を「信仰」と呼んでいる。神仏との関係は私の一方的「信」によって成り立つ。

神仏からの本人への可視的信の働きはない。にもかかわらず、神仏からの強い働きかけがあると「信じる」のである。信じる内容は、愛、慈悲、恩寵、救済であったりする。信じる内容は宗教、宗派によって異なる。共通点は神仏からの可視的事実・現実がないにもかかわらず「あると信じること」で、慰め、勇気、希望という心的現実を得ることである。ここで問題になるのは、神仏の存在の客観的根拠はないのに、どうして「信仰」という心の状態が成り立つのか、である。これは発達心理学的に考えれば、誕生以来、人は親の愛情を受けて育ち、親との信頼関係を育ててきた。人は成育過程で人を「信じること」を学んできた。そこから人間を「信頼する」ことを学び、神秘的事柄に関心を持つ年齢になって神仏への「信仰」を身につけたと考えられる。

②「私とあなた」の関係

「私とあなた」の信頼関係は、相互の信頼が重要な要因になる。そして、「信」機能の発達の中で最も初期に芽生えた機能である。それは生育過程で親から受けた愛情によって育まれたものである。「信頼」があるので心を許せる関係ができるのである。また、その逆もありうる。私たちの日常生活、社会生活には「信頼」が必要である。社会は信頼関係で成立している。[40] また「信頼はわれわれが生きていくことを可能にするための（唯一ではないにしても）不可欠の条件である」と言われる。[41] 共同体（社会、地域、会社、家庭、学校など）は信頼関係で成り立っている。平和に生活ができる根底には、個人と個人との信頼関係があり、それが基盤になっている。

③「私とワタシ」の関係

「私とワタシ」の関係はどうか。自分への信頼、良い意味での自信。「自分の正しさには自信がある」「その事を成功させる自信がある」「相手を説得できる自信はない」などに使う言葉である。「自信」も生育過程での親の愛情が大きな形成要因である。それに加えて成長過程での成功体験や他者からの積極的評価が影響している。「自信」形成の特徴は、考える主体の「私」と考えの対象の「ワタシ」が一緒にいて、一人の人間としての「わたし」がいる点である。考える主体の私が、対象のワタシを積極的に評価することから自信が生まれる。自分を積極的に評価することから生まれる心的状態が自分への信頼や良い意味の自信である。「自信」は最終的には自己評価に依存していると言える。にもかかわらず、人からの積極的評価は自己評価を養う働きをするので、人からの高い評価は「自信」を育てる役に立つ。つまり、人からの積極的評価は積極的自己を育て、「自信」の涵養《かんよう》に役立つ。自己評価を高めるには、他者からの積極的肯定、受容なども必要なのである。

2 「信」と感情

「信仰」、「信頼」、「自信」は、本人の心の状態（感情）とも深くかかわっている。信仰のないときには不安、恐怖、動揺、虚無感などにとらわれやすいが、神仏への信仰には安心感、安定感、さらには充実感、満足感などが伴う。「信頼」はどうだろうか。「信頼」がないときには、不信感、嫌悪感、不快感、不安定感などが伴う。「信頼」があるときは、安心感、安定感、快感、高揚感、希望、勇気などが伴う。「自信」はどうか。「自信」がないと、不安、失望、消極的思考などが伴う。それに対して「自信」に満ちたときには、高揚感、快感、勇気、積極的思考が湧いてくる。

3 「信」の深浅

「信」が相互の関係性をあらわしていることは、すでに見た。その関係性が生まれることでどのようなことが生起しているのだろうか。ここでは、三つの点について述べておきたい。距離感（親しみやすさ）、開放感（執着からの解放）、空気感（温かさ）である。

①距離感

「距離感」は、心の距離感であり、互いの関係の親密さや親近感をあらわす。信仰の距離感は神仏を身近に感じて親しみを持つ関係である。信頼での距離感は相手を親族か親友のように感じる関係である。また近い距離感では自己の開示性を高めることができる。自信での距離感は自分をいとおしく感じる関係である。自分との心的距離が密で自分との一体感が強い。

②空気感

「空気感」とは、関係性が示す温かさ、思いやり、優しさ、愛情などであり、温かい関係は人を和ませ、癒やす力を持ってくる。この空気感は「信仰」「信頼」「自信」において存在している。その反対の冷たさ、無配慮、無関心は、人を退け傷つけることさえ起きる。関係性の中に流れている空気を察知することは、ケアにとっては重要である。

③開放感

「開放感」とは、「信」の相手に心を開く度合いを言う。開放性が生まれると、自己の内面の開示（開放性）が生まれて、その開放性は対象との緊張を和らげて新しい可能性を見いだす助けになる。神仏への開放性は、誠実さ、正直さ、素直さなどにつながっていく。深い信頼は開放度を高め、より内面的関係形成を促していく。反対に「不信」では自己閉鎖の傾向を伴う。自分に対して開放的である人は、自信があると言える。

五「信仰」の機能（特徴、構造、機能、成果）

『広辞苑』では「信仰」とは、「信じたっとぶこと。宗教活動の意識的側面をいい、神聖なもの（絶対者・神をも含む）に対する畏怖からよりは、親和の情から生ずると考えられ、儀礼と相俟《あいま》って宗教の体系を構成し、集団性および共通性を有する」とある。先に見たように、宗教にかかわる言葉には、信心、信解、篤信、迷信などがある。本稿では、「信仰」とは「自分を越えた神仏や超越者からの助けを求めて、それらを信じて、自分を開示し、投棄する決断」と定義する。このような定義は以下を示している。

1　特徴

①信仰の対象は神仏であり、人知を超えて人間の認識法ではとらえられない存在である。その意味で「見えない、隠れた、神秘的な存在」で、科学的基準では判断できない。

②神仏は人間を超える存在である。神仏や超越者は人間よりも大きなもの、聖なるもの、永遠的存在、愛の存在などと呼ばれている。（人間の知性や理性を超えた存在である）

③神仏への「信仰」はすべての人が持っているものではない。その理由は神仏が理性を超える存在で神秘の世界に属するからである。神仏への信仰を持つ困難さは信仰の対象が神秘的存在であることによる。

④信仰を持つ人は、頼るべき大きな存在があるので救いになるという。

⑤「見えない隠れた神仏」を「ある」と決断して、受入れることが「信仰」である。「信仰」という決断された瞬間から物理的に不可知なものが、精神的現実となる。

⑥「信仰」で神仏との関係が生まれることで、神仏の視点からの認識法が開かれる。そのために信仰的思考、認識ができて、現状の理解法・認識法が変わる。

2　構造

①神仏の存在と神仏を直接認識できない人間で構成される。
②危機では、神仏の存在への意識が覚醒し、神仏との関係から不安や恐れを解消しようとする動因が働く。
③神仏の存在は未知であるので、神仏への「信仰」には決断に伴う葛藤がある。
④「信仰」には、自明なことにしがみつく自分をいったん放棄して、未知なる世界に自己投棄する必要がある。
⑤神仏に向かって自己投棄することで、古い人生観、価値観、世界観から解放されて、新しい観（神仏中心の観）が開かれてくる。

3　機能

①「信仰」によって不可視的現実（神仏、愛）は精神的現実になる。

②信仰の関係がもたらす最大の機能は、いのち（存在）を見る垂直関係の形成である。他者や自己の関係は水平関係であるのに対して、神仏との関係は垂直関係である。

③信仰によって神仏との関係が生まれると、生の基盤・土台が強化される（関係性の強化、生の基盤の強化になる）。

④信を介して「いのち」（存在）を見ることで認識は多角化する（視野の拡大）。また認識や判断の優先順序が変わってくる。

4 成果

①見えないもの（神仏や超越者）を信じることで、新しい認識・判断の軸（神仏中心の軸）ができる。しばしば、神仏や超越者は人よりも大きなものであり、人間存在よりも早くからあったものと理解されている。「信仰」は、自己中心的認識法を反転されるもので、「神仏中心的」認識法に変わる。そこから人間が神の存在の有無を議論するのではなく、神仏があって人間存在があるという認識に変わっていく人間は、「自分で生きる」存在から「生かされている存在」に転換する。

②神仏中心的認識法では神仏を中心にして人間各人が同じ水平に立つことになり、人間が平等に位置づけられることになる。同時にすべての人間が平等であるという価値観を生み出し平和主義にもつながる。人間同士の平等性は個としての価値を低下させるものではなく、神仏からの価値が付与さ

れることで、かえって個の価値は神仏によって担保されてくる。

③神仏との関係性（絆、つながり）の形成、強化によるいのちの基盤の強化がもたらされる。人の存在は人との信頼に支えられている。しかし、「信頼」は常時安定しているものではない。信仰は不変なる神の存在や愛を信じることによって成立する関係である。そして神の不変性、永遠性によって人のいのちの基盤が強固になる。そのために人間関係の信頼や自分の内の自信が崩れたときにも、「信仰」が生み出す関係で支えられる。

④「信仰」ができると、日常の不安、心配、恐れから解放されて、安堵感、開放感、自由、主体性の回復がもたらされる。「信仰」の機能は目に見えない存在（神仏など）を精神的現実として受け入れることである。偉大な存在（神仏）が自分にかかわることで、神仏に支えられ守られ導かれるので、自分の不安、心配、恐れは軽減される。いかなる状態でも神仏が脇にいて一緒に歩んでくださることで孤独から解放される。

⑤信仰によって人知を超えて、未来が開かれてくる。舘熈道は「信仰によってこそ人間の永遠の未来が照明される」と書いている[42]。

⑥人間の神仏への信仰によって、神の開示に心の目が開かれる。ここで「信じること」が重要な働きをする。キリスト教では、神からの開示を啓示（revelation）と呼んできたが、神の啓示に照らされて、人は自分の罪に気づき、赦《ゆる》しを求めて救いに与ると説いている。神が神秘の世界を啓《ひら》き示すことで、神の恩寵、神の計画が明らかにされて、人は救いを体験するのである。その恩寵の中で人

は永遠、無限の世界を知ることができる。

六 「信頼」の機能（特徴、構造、機能、成果）

『広辞苑』には、「信頼」とは「信じてたよること」とある。本稿では「他者と信じ合える心的関係」と定義する。死の臨床では信頼関係も患者を支える重要な要因になっている。家族、医療者などは苦難を生き抜くための支えや慰めや希望の源泉である。特に「神仏への信仰」や「自分への自信」を失ったとき、信頼できる人の脇からの支えは大きな助けになる。

1 特徴

他者との積極的関係を「信頼」と呼んでいる。日常生活が信頼関係で成り立っているために、それにかかわる言葉は多い。例えば、信用、信任、信従、信託、信任、信服、信望、信奉など。日常生活は「信頼」の上に成り立っているだけではなしに、危機的状況では、家族や医療者との信頼関係が支えになることが多い。

①特に、「神仏への信仰」を失い、「自分への自信」が失われたり揺れ動いたときには、自分を支えるために「信頼」関係が助けになる。

②同時に、人は他者の全部を知り尽くすことはできないので、不安、不信が入り込む可能性が残る。

③また、人は感情的心情的存在であるので、気分に影響を受けやすい。そのために「信頼」は気分、感情、好みなどの影響を受けやすい。

2 構造

①自分とは異なる「人」とかかわる。その人にはその人の価値観、生き方、人生観、気分などがあり、「信頼」の構成要因になる。

②「信頼」を構成する相手は人間であり、存在している人であるが、その性格、気性、価値観も人によって異なるので、信頼関係の形成には相手を知ること、理解すること、受け入れることが求められる。

③相手の気持ちを探りながら、「信頼」は形成される。

④人は感情的動物なので、信頼形成には感情的、情緒的要因が影響力を持つ。

3 機能

①「信頼」は自分と相手の心理的距離を縮める機能を持っている。信頼関係ができると、互いに心の防衛壁が取り去られて心が開かれる。そこから心理的距離は近く感じられる。「それであったものが汝となる」

②「信頼」によって心理的距離が縮まり、両者の間に積極的感情的交流が始まる。

③自分の弱さ、つらさを吐露できる「あなた（汝）」となる。

④「信頼」が生まれることで一体感が生まれて、相互間に喜怒哀楽の分かち合いの関係ができる。その関係は喜び、愉快などの感情を伴う。

⑤信頼できる人がいることは、患者の内的力を引き出す動因となる。（意欲、希望）

4 成果

信頼関係ができることでもたらされるものは何か。

①慰め、励まし、安心、平安、確信が生まれる。

②互いに信頼することで「それではなく汝になる」の関係が生まれる。(43)

七　「自信」の機能（特徴、構造、機能、成果）

『広辞苑』によれば、「自信」とは「自分の能力や価値を確信すること。自分の正しさを信じて疑わない心」とある。本稿では、「意識する自分と客体化された自分が一致し、外部の変化によって揺り動かされない心的状態」と定義する。

1　特徴

「自信」とは、自分を無為に誇り、自慢することではない。むしろ自分への信頼である。

①自分自身をむやみに疑わず、自分自身を失わない心のことである。

②「自信」はその人の性格や気分によって左右される傾向がある。

③うつ的性格傾向の人は、消極的自己評価になりやすく、「自信」も弱い。

④一方、そう的性格傾向の人は、非現実的自信を持ち、他者に対して高圧的になるかもしれない。

2 構造

①「自信」の構造の特徴は自分が自分と向き合い評価する点である。対象化されて評価される自分とは、自分の能力・運命などである。「自信」の心の世界は非常に内的世界で秘められた世界であり、場合によっては、本人にさえ隠された世界である場合がある。

②自信の形成はどうなるのか。自信は自分の内側の出来事であり、自分が自分をどう評価しているか、他人の評価を自分がどう受けとめるかが「自信」につながっていく。また、自分は神仏からどう評価されているだろうかという視点からも形成される。

③他人の評価が自信形成に影響力を持つのは明らかである。にもかかわらず、最終的には自分で自分の能力、運命、経験などを評価し、自分のアイデンティティとして「自信」の形成をする点に特徴がある。

④信頼関係は、相手との相互関係で形成されるために相手の評価の比重が重い。それに対して「自信」は、自分自身で決定できる点で信頼関係とは異なる。

3 機能

①「自信」は自分を積極的に評価し、積極的思考を生み出すので、未来への展望を明るくする。

②「自信」は新しい環境に置かれたときにも、自分らしく振る舞える機能であり、状況に適応できる機能である。
③「自信」は危機状況の中でも自己を守る機能であり、危機への対応では、「自信」が大きな力となる。

4　成果

「自信」の強い人は自分を信じているので、状況や環境から受ける影響が少ない。そのために危機に直面しても、しっかりと生きる力を持つことができる。しかし、強すぎる自信は、人との協調関係をつくりにくいために、危機状況のときに協力や積極的援助を受けにくい。

八　スピリチュアルケアと信力

本稿は「スピリチュアルケアと信力の一考察」と題して、主に「信力」の特徴、構造、機能、成果を明らかにしてきた。終末期医療では宗教的ケアやスピリチュアルケアの重要さが認識されて、その本質や特徴が明らかにされてきている。宗教的ケアやスピリチュアルケアでは、信じる対象との関係性が非常に重要で、二つのことが問題になる。「信じる内容」と「信じること」である。本稿は、この神仏への信仰の内容を明らかにすることではなく、「信じる行為」に焦点を当ててきた。特に、神仏への信仰、他者への信頼、自己への自信の分析をしながら、その特徴などを明らかにしてきた。臨床の場では、この三つの関係が支え強められることが病や死に向き合うときに重要な働きをする。この分析から、神仏への「信仰」の回復、他者との関係の「信頼」の回復、「自信」の回復が重要になることが明らかになった。

①「信力」の癒やし

終末期医療の現場での宗教的ケアやスピリチュアルケアが問題になるとき、特に目に見えない神仏や超越的存在への信仰が問題になることが多い。信仰を支えるために信頼や自信が働き、神仏への信仰が精神的現実となる。信頼関係や自信が、目に見えないものとの関係をより現実的なものとして体験する助けとなる。信頼関係や自信が神仏との体験という現実感を与えてくれる。目に見えないから「無い」と判断していたが、信頼や自信に支えられて神仏を「信じること」ができ、目に見えないが「ある」と受けとめられる。見えなかったことが精神的現実に変わることで、自分の受けとめ方、自分の人生の意味、価値、使命、責任、期待などが変わっていく。この神仏との新しい関係性は、本来は以前からあったものであるが、「信じること」で意識化されたものである。そうであれば、神仏を信じることで本来あったもの（自分の存在の根拠）に気づくことになり、それは「癒やし」と呼べるものである。「癒やし」は、本来の自分を取り戻すことである。

②集中力、認識力、思考力、判断力の回復

「信」は一点に心を定めることで、迷いを払う機能がある。特に死の接近によって生きる土台が揺れ動き、病気のこと、元気になること、将来のことだけに関心が奪われてしまう。神仏への信仰、人との信頼、自分への自信が強化されることで自分の存在が定まるので、集中力、認識力、思考力、判断力を回復できる。また秘められた力が引き出されて、将来への希望が生まれてくる。信仰は未来への希望を開くものであるし、信頼は人への余分な気遣いを取り除くし、自信は未知なる内的力を引き出すものである。その結果、集中力が高まり、自分を正しく見る認識力が高まっていく。さらに思考力や判断力が高まるので、患者は自分を取り戻す結果になる。

③視野の拡大

終末期患者には、疾病からくる身体的苦痛に加えて精神的苦痛などが加わり、その苦痛にのみ関心が奪われやすい。キューブラー・ロスが『死ぬ瞬間』で述べているように、患者は死の段階の中で「取り引き」をするが、その内容は苦痛の緩和であると述べていることと一致する。その時点では患者の関心が病気の治癒や苦痛の緩和に集中してしまっている。そのために生きる意味や目的、さらには苦痛の意味を考える余裕が失われてしまう。「信」の機能を回復することは、新たな視点を回復することである。

それは、目に見えない神仏との確実な関係が生まれることから新たな視野が開け、超越の世界からの光に照らされ、かつ究極的世界を見つめることから新しい力、意味、目的を示されることである。

日常生活は、目に見える世界がすべてであるが、神仏への信仰ができると、私たちの生命が死後の世界ともつながっていることに気づく。また、死は終わりではなく、新しい世界への旅立ちとなる。死別した両親や親しい人との再会の望みも開かれてくる。神秘的だったことの中に神仏の介入を見て、むしろ、魅力的世界と認識されるようになる。

④視点の転換

人生には不条理と言われるような解答のないつらい経験もある。私たちの次元だけでは解決がないことがあり、神仏的次元からの解釈が必要になる。それはスピリチュアルな視点と言えるもので、超越的視点からのとらえ方である。その視点の転換によって見えなかった事柄の側面に気づいたり、新しい解釈が生まれて、新しい意味を見つけて生きることができるようになる。

九　結論——信力（信仰、希望）

本稿は終末期医療でのスピリチュアルケアと「信力」の関係の考察である。「信力」を三つの視点から分類した。目に見えない神仏との関係を「信仰」と呼び、人と関係を「信頼」と呼び、自分との関係を「自信」として、それらの「信じる力」を問題にしてきた。臨床の場では、本人の生きる意味や目的を見つけ出すことは大きな課題であるが、緊迫した状況では生きる意味や目的を知るだけでは苦難を負いきれない。患者自身の個人的力となるには、生きる意味や目的を患者自身の内的真実とする必要がある。そこに「信じること」の重要さがある。「信じること」によって、思想としての生きる意味や目的が個人的精神的真実へと変化し内的力となる。この内的変化がもたらされるには、「知ること」だけではなく、「信じること」が必要になる。本稿は、「信じること」とは何かを明らかにしてきた。臨床現場では、神仏への信仰を持つ過程で「信頼」や「自信」が相補的な働きをする。死の不安や恐怖と向き合うには、人知を超える神仏への信仰が大きな助けになるが、その信仰を支えるためには信頼や自信の力も大きな助けとなる。

注

（1） Penson, J., A hope is not a promise: fostering hope within palliative care. *International Journal of Palliative Nursing*, 6(2), 94–98, 2000.

（2） Martin, L. R. and DiMatteo, M. R.（eds.）, *The Oxford Handbook of Health Communication, Behavior Change, and Treatment Adherence*, Oxford University Press, 2014, 2.

（3） Chochinov, Harvey Max and Breitbart, William, *Handbook of Psychiatry in Palliative Medicine*, 2nd ed., Oxford University Press, 2009, 344r.

（4） キューブラー・ロス『死ぬ瞬間——死とその過程について』鈴木晶訳、中央公論新社、中公文庫、二〇〇一年。

（5） ヴィクトール・E・フランクル『夜と霧』新版、池田香代子訳、みすず書房、二〇〇二年。

(6) 日本国語大辞典第二版編集委員会、小学館国語辞典編集部編『日本国語大辞典 第二版 第七巻』小学館、二〇〇一年。
(7) 窪寺俊之『スピリチュアルケア学序説』三輪書店、二〇〇四年。
(8) V・E・フランクル「生きる意味と価値」『それでも人生にイエスと言う』山田邦男、松田美佳訳、春秋社、一九九三年、一〇頁。
(9) フランクル「病いを超えて」、同上書、一一三頁。
(10) 岸本英夫『死を見つめる心——ガンとたたかった十年間』講談社、講談社文庫、二〇〇二年、一九頁。
(11) 同上書、三〇頁。
(12) 同上書、三一—三二頁。
(13) キェルケゴールは信仰を「決断」と理解した。
(14) 山本和編『死と終末論』創文社、一九七七年、五来重『五来重著作集第3巻（日本人の死生観と葬墓史）』、法蔵館、二〇〇二年など多数。
(15) 松本滋『宗教心理学』、東京大学出版会、一九七九年、一二五—一三六頁。
(16) 同上書、一二八頁。
(17) 鶴岡賀雄「権威・伝統・信仰」、池上良正、小田淑子、島薗進、末木文美士、関一敏、鶴岡賀雄編『岩波講座宗教2』岩波書店、二〇〇四年、五七—六四頁。
(18) 同上書、六三頁。
(19) 同上。
(20) 同上。
(21) 同上書、六四頁。
(22) 同上。
(23) 山岡政紀「人間学の探究（7）——人間にとって『信じる』とは何か」『創価人間学論集』第8号、二〇一五年、九五—一一四頁。

(24) 同上書、一〇三頁。
(25) 同上書、一〇四頁。
(26) 林研「信念の倫理とプラグマティズム」『宗教研究』88巻3輯、二〇一四年、一〇一—一二五頁。
(27) 舘熙道「信仰・信念」、小口偉一、堀一郎監修『宗教学辞典』東京大学出版会、一九七三年、四〇九—四一〇頁。
(28) 同上書、四〇九頁右。
(29) 同上書、四一〇頁左。
(30) 同上。
(31) 脇本平也編『講座宗教学2　信仰のはたらき』東京大学出版会、一九七七年、i頁。
(32) 同上書、iii頁。
(33) 星野英紀、池上良正、氣多雅子、島薗進、鶴岡賀雄編『宗教学事典』丸善株式社、二〇一〇年、三五二頁。
(34) 同上書、三五三頁。
(35) 梯實圓解説『歎異抄』本願寺出版社、二〇〇二年、四八頁。また親鸞は、「涅槃の真因はただ信心をもってす」と述べて、涅槃に入るには信じる心が不可欠だと語っている。梯實圓『教行信証　信の巻』本願寺出版社、二〇〇八年、一二三頁。
(36) 藤堂明保ほか編『漢字源』改訂新版、学習研究社、二〇〇二年。
(37) 新潮社編『新潮日本語漢字辞典』新潮社、二〇〇七年。
(38) 白川静『字通』平凡社、一九九六年。
(39) 『新潮日本語漢字辞典』一五三頁。
(40) Luhmann, Niklas, *Vertrauen: Ein Mechanismus der Reduktion sozialer Komplexität*, 2. Aufl., F. Enke Verlag, 1973. ニクラス・ルーマン『信頼——社会的な複雑性の縮減メカニズム』大庭健、正村俊之訳、勁草書房、一九九〇年。
(41) 北尾宏之「信頼」、大庭健ほか編『現代倫理学事典』弘文堂、二〇〇六年、四七四頁。
(42) 舘、前掲書、四一〇頁左。
(43) 林、前掲論文、一一五頁。

■第四章■

祈りのスピリチュアルケア

――宗教や信仰を持たない人への「執り成しの祈り」

要旨

重篤な病気や死に直面したとき、人は自分の感情、思考、判断力を失うという危機を経験する。自分に代わって祈ってくれる人を求める。宗教は非科学的だと思っている現代人でも、生命の危機に直面すると自然発生的に祈りの心が湧いてくる。本稿の目的は、祈ってもらいたいとの渇望に応える具体的方法（作法）を明らかにすることである。宗教や信仰を持たない人が発するスピリチュアルニーズに応える具体的作法として重要な四点を取り上げた。優しさ（いたわり、思いやり）、ケアする人の感性（共感性）、信仰（信頼）、言葉（魂へ届く言葉）である。特定の宗教や信仰を持たない人の中には、宗教者の生き方や考え方への反発があるかもしれない。ケアに携わる人のケアの作法が重要であり、作法は単に形式的動作ではなく、相手を心から敬い「もてなす心」であることを明らかにした。

キーワード：執り成しの祈り、寄り添い、優しさ、感性、信仰

一　はじめに

重篤な病気や死に直面したとき、人は熱心に病気の治癒を祈り、死の回避を求める。特に医学的治療が不可能だとわかれば、人は神に助けを求める。

現代人は宗教を非科学的だと非難しながらも、生命の危機に直面すると神を頼る者が多い。神に治癒を求めるだけではなく、加えて人にも祈ってもらいたいと思う。例えば、神社や寺院には病気治癒を願って訪れる人も多く、神主や僧侶を通して病気の治療や快復を祈っている。神主や僧侶の祈りで病気治癒は本当に起こるのだろうか。また、特定の宗教のない人のために祈る「執《と》り成《な》しの祈り」は効果があるのか。特定の信仰のない人の魂のニーズに応える「執り成しの祈り」の作法はあるのか[1]。本稿は、特定の宗教や信仰のない人が生命の危機に直面して、誰かに病気治癒や苦痛軽減を祈ってもらいたいと願ったときの「執り成しの祈り」の作法を明らかにすることが目的である。ここでは、特定の宗教や信仰を持たない人への「執り成しの祈り」を扱うので、宗教的ケアというよりもスピリチュアルケアと言える。

キリスト教文化圏では「執り成しの祈り」が教会や信徒間で行われることが一般的である。キリスト教会では礼拝で牧師が教会員の病気治癒や世界平和の祈りを捧《ささ》げることが多い。その理由の一つは、聖書の教えに基づいている。「あなたがたの中で病気の人は、教会の長者を招いて、主の名によってオリーブ油を塗り、祈ってもらいなさい」(ヤコブの手紙五・一四)。このような「執り成しの祈り」は一般化しており、キリスト教系病院にはチャプレン(病院付き牧師)が常駐していて、入院中の病人の病気治癒や苦痛緩和の祈りがなされる。生命の危機にある患者にとってチャプレンは大きな慰めになっている。長年病院のチャプレンをしたN・A・キルクウッド(Neville A. Kirkwood)はチャプレンの最も中心的な働きは、患者のための「執り成しの祈り」であると述べている。[2] このような「執り成しの祈り」をすることは、キリスト教に限らず仏教でも「危機にある人への祈り」として問題になっている。[3] また、特定の宗教を持たない人への祈りのケアの可能性の研究もされはじめている。[4]

本稿では、特定の宗教や信仰はないが、危機に直面して祈ってほしいと願う人への「執り成しの祈り」をスピリチュアルケアとして行う際の作法を明らかにしたい。「執り成しの祈り」は、患者の生きる力を引き出し、生きがいや生きる意味を見つける機会になると考えるからである。特定の宗教を持たない人への祈りのスピリチュアルケアは、信仰のある人へのケアにも貢献するものと考えられる。

本稿は、組織神学、宗教学、宗教心理学の論文ではない。また、特定の宗派や教派に属する宗派、教派の論文でもない。ここでは、生命の危機にある患者のスピリチュアルニーズに応える「執り成しの祈りのケア」を明らかにすることを目的とする、スピリチュアルケア学の論点から論ずる。

二　「瞑想」と「執り成しの祈り」の相違点

「祈り」といっても多くの種類がある。[5] 祈りの中でも瞑想《めいそう》（meditation）と医療の関係についての研究はこれまでもなされてきた。「瞑想」は、座禅を組み、息を整え、心を集中させる「祈り」である。瞑想が心の安定や不眠の解消に効果があることは明らかになっている。[6] また、遠方にいる人が入院中の患者のために祈る「執り成しの祈り」（remote intercessory prayer）についての研究もある。[7] この祈りは、遠方で祈られるので、いわゆる念力[8]やテレパシー[9]を媒介するものである。その研究は、祈りが発する目に見えない力が遠方にいる患者の病気の治癒に影響するかを明らかにするものである。[10] 本稿では「瞑想」や「遠方での執り成しの祈り」は扱わない。本稿では、ベッドサイドでの特定の信仰を持たない人のための「執り成しの祈り」の可能性を明らかにしたい。

本稿での「執り成しの祈り」は、ケア者と患者とが直接顔を合わせてなされる祈りを問題にしていて、そこでは互いの信頼関係やケア者の人格的要因が重要な働きをすると考えられる。

臨床現場での「執り成しの祈り」は、ベッドサイドでチャプレン（ケア者）や牧師が患者のために祈るものを想定している。チャプレン（ケア者）は患者の精神的・スピリチュアル（霊的）な状況を把握してから祈るのが常識である。患者の苦痛や苦悩に共感しながら、神に祈る形をとる。そこでは、患者とケア者の信頼関係が基盤にあって、互いの心を一つにしながら、自分を超える神を見上げながら祈りがなされる。

三　「執り成しの祈り」の役割

緩和医療でスピリチュアルケアの主な担い手はチャプレンであるが、具体的働きは何か。全米チャプレン協会が出した白書（White Paper）には、チャプレンの仕事として「祈り、黙禱《もくとう》」の執行が挙げられている。[11] また、オックスフォード大学出版の*Oxford Textbook of Palliative Medicine*の第四版の中でスピリチュアルケアの項目を扱ったジェームス・M・ハーパーⅢとジョナサン・E・ラドニック（James M. Harper III, Jonathan E. Rudnick）は、チャプレンの役割が五つあると述べて、その一つに祈りの大切さを取り上げている。[12] 彼らが述べている祈りとは、特に病人への「執り成しの祈り」であり、その重要さを述べている。

チャプレンの働きの中で患者のための「執り成しの祈りのケア」が重要な働きであることがわかるが、今日まで問題になってきたのは、教会員のための祈りであり、あるいは、信仰のある人への祈りであって、特定の宗教や信仰のない人への祈りの可能性についてはほとんど研究されていない。特定の宗教を持たないけれども、重篤な病や死に直面して誰かに祈ってもらいたい患者もいる。人間がスピリチュアルな存在であるかぎり、生命の危機に直面したときにはスピリチュアリティが顕著に覚醒し、その結果、神への祈願が起きているからである。[13] このような祈願については、ほとんど研究されてこなかった。本稿ではこのような人への「執り成しの祈り」の課題を考察したい。

1 「執り成しの祈り」が持つスピリチュアルな側面

「祈り」は目に見えない神仏に自分の願望や悲しみを訴えるもので、非常にスピリチュアルな出来事である。筆者はスピリチュアリティを人間の生命維持機能と考えている。[14] 以下、スピリチュアリティの機能の特徴を列記する。詳しくは、筆者の『スピリチュアルケア学序説』を参照されたい。

1 目に見えないが人や物を動かす（病気を癒やし、不安を取り除く）力を持つもの（神仏、超越者）との関係をつくる機能

2 宗派や教派に無関係にすべての宗教の根底にあるもの。社会的制度を持つ宗教を形成する前の宗教的動因と言えるもの

3 人が危機に直面すると顕著に覚醒して、人を支える土台やその人らしさ（セルフ・アイデンティティ）を与える枠組みとなる超越的存在（神仏）との関係をつくる機能

4 すべての人が生得的に持つ生命維持機能

このようなスピリチュアリティは、病や死の接近で今までの生きる意味や目的が崩されたとき、新たな土台や枠組みに立っていのちの意味を与え、あるいは病の苦しみの意味を与える機能である。いのちの根源への問いは、昔から文学、哲学、音楽、芸術のテーマになってきたが、人間的知識では傷ついた人生や見失った過去や未来を取り戻す納得のいく解答を見つけ出すのは困難である。なぜなら、知性や理性を超える宗教的な問題だからである。つまり、これらの問いは宗教や信仰の問題としてとらえる必要がある。しかし、現代人の多くは特定の宗教に縛られることを好まず、宗教への入信に警戒心を持っている。そこで特定の宗教ではなく、個々人の神との関係の問題として扱う必要が出ている。言い換えれば、個々人の魂のニーズに応えるために宗教の教理の中から解答を探すのではなく、患者本人の神（超越者、絶対他者など）とのかかわりを明確にして強化する中で、納得のいく解答を見つける必要が出てくる。特定の宗教を持たないということは、既存の宗教の教理や生き方が患者には納得いかなかったことを示している。しかし、危機に直面して「執り成しの祈り」を求める患者自身の神を探り出したり、患者自身の信じるものを明確にしながら患者が納得する答えを探す必要がある。患者自身の神を見つけて、直面する病や死の問題に対応するのがスピリチュアルケアである。

2　死の危機への対応

「執り成しの祈り」の祈りが求められる状況は、患者が病気快復や苦痛の緩和を求めるときが多い。

その意味では医療とスピリチュアリティは深い関係になる。スピリチュアリティが医療の中で問題になる理由ついて、英国のロイヤル・ハラムシャー病院（Royal Hallamshire Hospital）のマーク・コッブ（Mark Cobb）は次のように述べている。「スピリチュアル・ケアは死が差し迫った人の声に耳を傾けることである。……スピリチュアルな観点から患者に耳を傾けるには、患者の生に意味を与えている信念や価値観を見ることが重要であり、かつ、見えない大きな存在との繋がりを見て取る感受性や洞察が不可決である(15)」。

コッブの指摘のように、重篤な患者には医学的治療が重要であることはもちろんのこと、患者の魂へのケアも非常に大きな意味を持っている。自分の生命が終わることに患者は不安や恐怖を感じている。これらの不安や恐れを和らげる答えなど誰も持っていない。この世の知識、経験、情報がまったく役立たないとき、人間を超える神に救いを求める。人知を超える神仏の愛や慈悲にすがることで魂の平安や希望を得たいと願う。そこから祈りが生まれてくる。このように死が迫ってきたときに、病気の快復や延命、あるいは苦痛の緩和などを神にすがるのは、宗教への信仰の有無に関係なく、患者の魂にはいのちを支える確かなものや将来への希望が必要だからである。こうしたスピリチュアルな必要は、すべての人の基本的願望であり、生命維持の機能である。

ここでは「執り成しの祈り」で祈られる内容について触れておきたい。重篤な病や死に直面した人が求めるものは、しばしば、病気の治癒や快復である。以下に列挙する。

①病気の治癒
②痛み、苦痛の緩和
③生きる意味、苦難の意味を見つけること
④心の平安、安心、希望への希求
⑤安楽な死、苦痛のない死
⑥遺《のこ》される人たちの安全、健康、生活保障
⑦職場への復帰
⑧家族の和解

しかし、特定の宗教や信仰のない患者への「執り成しの祈り」の作法についての研究は多くはない。次項では、長年病院チャプレンをした経験のあるN・A・キルクウッドと牧会神学者S・ヒルトナーの分析を取り上げて「執り成しの祈り」について見てみたい。

四　N・A・キルクウッドとS・ヒルトナーの「執り成しの祈り」の分析

1　N・A・キルクウッド

最初にN・A・キルクウッドを取り上げる。欧米ではチャプレンが常駐していて患者のスピリチュアルな問題にいつでも対応できる体制ができている。患者はチャプレンの援助を受けることが当たり前になっている。そのような医療体制の中で「執り成しの祈り」が持つ問題についてキルクウッドは次のように指摘している。この指摘は、宗教や信仰を持たない人が「執り成しの祈り」を求めたときに留意すべきことにも示唆を与えるものである。[16]

①「祈禱書」などを読んで終わりにすることは、祈りを儀式化する危険性を示している。
②個々の患者の必要に応えることを忘れて一般化してしまう危険性。そのために神の存在や恵みが十分に響かない危険がある。
③表面化が起きる危険性。患者の心に響かない言葉で同じことが祈られる危険がある。また、ケアに自信が強すぎる人は、思い込みで祈る傾向がある。神経質な人は神経を使いすぎて十分患者の魂に届かない祈りをしてしまう危険がある。

④「執り成しの祈り」があまりにも宗教的すぎてそれについていけない人がいることに注意すべきである。年代によって言葉が変化しているために、年代の高い人の言葉に若い人は違和感を感じたり、センチメンタルに聞こえたりする。また非常に敬虔《けいけん》ぶった祈りには、違和感を持つ信徒もいる。祈っている人にも意味がわかっていないのではないかと疑う信徒もいる。
⑤自己正当化の危険性。祈りを通して自己正当化する危険がある。自分は有能で患者のために適切な祈りができていると誤解する人もいる。
⑥権威主義の危険性がある。[17]

「執り成しの祈り」は患者の望みに従ってなされるものである。しかし、チャプレンや牧師が「お祈りをしましょうか」と言ったとき、患者は「お願いします」と言ってしまうことがある。患者には「いいえ」と言いにくい状況がある。患者の自律性や尊厳を傷つけていることに気づかずに祈ってしまう危険性がある。キルクウッドの指摘は、キリスト教信徒への「執り成しの祈り」の際の注意であるが、宗教や信仰を持たない人への「執り成しの祈り」に対する注意でもある。患者の自律性と尊厳を重視し、患者の意思や希望を最優先する配慮が重要だと指摘している。

以上の指摘は、「執り成しの祈り」が日常的に行われる宗教環境では十分注意すべき点である。しかし、「執り成しの祈り」になじみのない宗教や信仰のない人たちへの「執り成しの祈り」の注意事項でもある。宗教や信仰を持たない人たちの中には、宗教や信仰に触れることはあったが、特別必要も感じず宗教を持たなかった人や、積極的に拒んできた人もいる。この積極的拒否者には拒否した原因や理由がある。その原因や理由をしっかりと受けとめて宗教への理解を得るには正しい情報や知識が必要な場合がある。また、宗教や信仰への積極的拒否に感情的要素が伴っている場合、積極的拒否の壁を破るのは困難である。患者がその壁を破り、素直に神と向き合い心底祈る心になるには、ケア者の真剣で誠実な姿勢が求められる。キルクウッドの指摘する注意点は宗教や信仰のない人のための「執り成しの祈り」の注意点としても十分当てはまる指摘である。

さらに、キルクウッドは、祈りの内容についても注意点を述べている。それらも宗教や信仰を持たない人への「執り成しの祈り」に適応する。

①簡潔に祈る。
②患者の氏名をあげて祈る。
③患者の心にある悩みや祈りをしっかりと把握して祈る。
④患者が願っていないことは、祈らないほうがよい。
⑤特殊な宗教用語は使わないほうがよい。
⑥神様の愛を祈りの中で表現する。
⑦患者の望みを励ます祈りをする。
⑧祈りの言葉や祈りの内容には注意を払う。

⑨祈りで神様を操作してはならない。
⑩病気の癒やしを求めて簡単な言葉で繰り返し祈ることは助けになる。
⑪神の祝福を求める祈りをするのはよい。[18]

これらの指摘は、宗教や信仰を持たない人への「執り成しの祈り」においても十分留意すべきことである。

2　S・ヒルトナー

さて、牧会神学者S・ヒルトナー（Seward Hiltner）は教会員へのベッドサイドでの「執り成しの祈り」の作法ついて、「牧会活動とカウンセリングにおける祈りの適切性に関する一般的な規則」と題して臨床のケースを用いながら詳説している。[19]ここでは六つの要点に絞って彼の分析を紹介したい。[20]

(1)「執り成しの祈り」が陥る危険性

ヒルトナーは「執り成しの祈り」が陥る危険性について二つのことを語っている。一つは「執り成しの祈り」は牧師の働きがこれ以上進展しなくなったときの最後の逃げ道になる危険性があることを指摘している。[21]牧師にはまだなすべき事があるにもかかわらず、「執り成しの祈り」をすることで牧会カウンセリングを終えようとする危険である。W・E・ヒュームも牧師が病状の悪化に不安を持ち、そこから逃避する手段に「執り成しの祈り」が用いられることがあると指摘している。[22]

もう一つは、牧会やカウンセリングで解決の道が見つからず、牧師の権威を失う心配があるとき、「執り成しの祈り」をすることで、なんとか事態を治めて牧師の権威を保持しようとすることがあると指摘している。[23] ヒルトナーが指摘するような「執り成しの祈り」は患者のためではなく、牧師自身の保身的目的でなされるもので、「執り成しの祈り」の本質に反する祈りになっている。これらは「執り成しの祈り」の誤った使い方を示したものである。これは牧師が「執り成しの祈り」をするときの誘惑を指摘したものと言える。

(2)「執り成しの祈り」が持つ構造

ヒルトナーは「執り成しの祈り」が持つ構造を明らかにしている。教会員が持つ霊的欲求を牧師がしっかりと理解し神に祈ることで、その霊的欲求は教会員、牧師、神様の三者に共有されることになると述べている。[24] つまり、「執り成しの祈り」にかかわる三者が祈りを共にすることになり、教会員が苦しみの軽くなることを感じ、またそこから希望が生まれてくることになるという。

(3) 罪責感を持たせない

「執り成しの祈り」では教会員の霊的欲求を事実として受けとめることが重要で、祈りはこうあるべきだという規範をつくって、祈りの内容を肯定したり否定したりすることがあってはならないという。教会員の霊的欲求はそのまま神様に祈るべきものであって、牧師が祈りの内容の是非を判断すべきではないという。同時に霊的欲求がどのような内容であったとしても、教会員に罪責感を持たせてはならないと述べている。[25]

（4）自由に心を開示できるように

「執り成しの祈り」で教会員が緊張している場合、教会員の心がほぐれるようにと、聖霊の助けをまず最初に祈るべきだという。[26] 教会員の中には、牧師が祈りを共にしてくれることに緊張を感じたり、圧迫を感じる者がいるので、無理やりに「執り成しの祈り」に入るべきではないという。むしろ、第一にすべきことは、神様からの平安と安らぎが与えられて、自由に心を開示できるようにと祈ることであるという。

（5）神の恵みを明確にする

「執り成しの祈り」では、人が困難や苦難に直面したときに、神様がどのように応えてくださるかを確信して祈ることが必要だという。[27] 牧師が神様の恵みを明確にできれば、教会員は自分の気持ちを自由に神様に開示し祈ることができるのである。神様の恵みが十分明確にならなければ、教会員は自分の気持ちを心に溜め込んでしまい、神様への怒りを募らせることになり、ついには、神様との関係が崩れてしまうことになるという。

（6）患者の信仰の背景を尊重する

「執り成しの祈り」は各患者が歩んできた信仰の伝統や経験を尊重すべきであるともいう。(28) 教派によって祈りの形式が異なるので、それぞれの患者の信仰の背景を十分理解した上で、その人に適した「執り成しの祈り」がなされるべきであるという。

チャプレンのキルクウッドと牧会神学者ヒルトナーの二人を取り上げて「執り成しの祈り」の作法について見た。それらは、キリスト教徒を念頭に置いて書かれたものであるかもしれないが、ここで取り上げた注意点は必ずしもキリスト教徒に限らない。日本のように宗教や信仰を持たない人が多い宗教文化の中でも応用できる内容である。さらに、宗教や信仰のない人への「執り成しの祈り」を行うときにケア者が心に留めておくべきことでもある。それは「執り成しの祈り」が患者の願いや希望に添うものであり、患者の不安や苦しみを軽減するものであり、患者のスピリチュアリティに沿った祈りであることである。宗教や信仰のない人への「執り成しの祈り」は、祈れば病気が治るという魔術的なものではない。むしろ、患者の不安や恐怖に寄り添いながら、神への仲介役をする祈りである。そこで、患者への愛情や思いやりが重要なケアになる。次に、寄り添うための「執り成しの祈り」の本質について考察したい。

五　寄り添い型の「執り成しの祈り」

1　「執り成しの祈りのケア」の本質

臨床現場では誰彼なしにすべての患者に「執り成しの祈り」をするわけではない。特に、宗教や信仰に無関心な人や特定の信仰を持たない人への「執り成しの祈り」には、特別の注意が必要である。

(1)「執り成しの祈り」とは、患者とケア者が苦痛や希望を共有すること

患者はすでに見たように、病気の治癒や延命などの希望や願望を持っている。しかし、医療者も家族もその願望をかなえられないこともある。患者も家族も病気の快復を願いつつ、病気の悪化や死の接近の前に葛藤し悩むことがある。神仏に願いや訴えを伝えたいと思っていても、患者はその手段を知らない。また、信仰のない自分にはそんなことはできないと思っていることもある。ケア者の存在は、患者の祈りたい気持ち、治癒への希望などを神仏に伝える仲介役として大きな働きをする。患者自身は遠慮や戸惑いを持ちながらも、ケア者の「執り成しの祈り」を通して神仏に届けることができるのである。こうして患者とケア者は苦痛や希望を共有して、神仏に伝える。

（2）患者が自分を超えたもの（神仏・超越的存在）を見つめることへのケア

スピリチュアルケアは単に直面している死の回避や緩和への援助ではなく、患者の垂直的関係である神仏（超越的存在）との関係の中で問題と向き合う援助である。病気は身体的苦痛が伴うので、治癒や苦痛緩和を求める患者が多い。しかし、スピリチュアルケアは治療や苦痛緩和を直接求めるだけではなく、むしろ自分の生命の原点（土台）である神仏（超越者）を見つめることを重視する。宗教や信仰に無関心な人が、目に見えず手で触ることのできない神仏の知識や理解を持つことは多くはない。そのため、特定の信仰を持たない人は神仏との関係形成が困難である。ケア者の働きは、患者の経験、知識、理解の中の神仏との関係を見つける援助でもある。ケア者は患者の人生物語（ナラティブ）、経験、悲嘆に耳を傾けながら、そこにあるスピリチュアルな内容（要素、側面）に気づき、それを患者に伝え、スピリチュアルな物語であることに気づくように促す援助をする。

特に、スピリチュアルケアの基本である、神仏の働きや神仏の意思への患者の気づきが重要である。自分の生命が神仏の意思の中にあることに気づくことで、大きな「神仏の物語」の中に「自分の物語」があることに気づき、目に見えない絆につながっているという安心を持つことができる。自分の生命や人生が神仏の計画や意思の中にあると気づくとき、不安や恐怖から解放されて平安に導かれる。

（3）自分の内面（不安、怒り、悲しみ）を見つめることへの援助

「執り成しの祈りのケア」では、患者が目に見えない神仏（超越者）の働きに気づくことが大切で

あるが、それと同時に自分自身の内面に気づくことも重要である。自分の内面を見ることはあるがままの自分を見ることである。自分の醜さ、弱さ、汚さを見ることを好む人は少ない。内面にあるものは、人の目にも自分の目にも隠しておきたいことが多い。自分の心の中にある自分中心の心、偏見の心、人との競争心、負けず嫌いな心、気に入らないと喧嘩早い心などは、人に知られたくない。また、病気になり、精神的に落ち込み、人をうらやみ、人の悪口や弱点が気になったり、仮想の自分を妄想して自分を優れた者と思い、自分の能力、業績、教育を過剰に評価する自分がいても、それは人に知られたくない。ケア者は患者の弱さや醜さに気づきながら、温かいまなざしで患者を見守り、患者自身が自分の弱さや醜さに目を向けることができるようにケアする。ケア者の温かいまなざしと配慮の中で自分の弱さや自己中心性を見ることで、スピリチュアルな存在の中に見守られている自分に気づくのである。スピリチュアルな存在のまなざしの中で弱さや醜さに気づいてもらうケアである。

（4）無力な自分の肯定と希望へのケア

上に述べたように、スピリチュアルケアは「気づきのケア」と言える。「気づき」の対象は二つである。（a）自分を超える超越的存在に気づくこと、（b）自分の弱さや醜さに気づくことである。超越的存在と自分の現実への気づきは非常に重要である。しかし、気づきがすべてではない。さらに、一歩前に進むケアが必要になる。弱く自己中心的な自分を抱える者が自分を超える超越者にすべてを委ねる決断をすることが重要である。弱さや自己中心な自分に執着し束縛されている自分を手放して、超越者の意思と計画に自分を任せる決断である。この決断には不安やリスクが伴うので、それはケア者の患者への信頼によって支えられる必要がある。患者は神仏に生かされるスピリチュアルな存在であるというケア者の信仰に支えられて、患者は自分の見方を変えていく。水平関係の出来事にしか関心と価値を置かなかった生き方から、目に見えない神仏との垂直関係の中に自分を飛び込ませる決断である。その選択・決断は、患者へのケア者の愛情や思いやりが患者に実感されて起きるものである。特に、特定の宗教や信仰を持たない人には、スピリチュアルな世界に自分の人生をかけることは、一種のリスクを感じさせる。そこでケア者の信仰、愛、思いやりや人格が大きな力を持ってくる。患者がスピリチュアルな世界を信じることを保証するのは、ケア者の人格であり、ケア者との信頼関係であったりする。信仰を持たない人のリスクを払拭《ふっしょく》するだけの人格的力がケア者に求められる。

2　祈りの願望に応えるスピリチュアルな祈り

ハーパーⅢとラドニックは、祈りの言葉について、次のように述べている。

　できるだけ美しい言葉で心のこもった言葉で、真摯《しんし》な態度で神への崇敬と人への思いやりを込めた言葉で祈るべきである。また、患者の思い悩んでいることを言葉にし、慰め、励まし、信仰が強められるように知恵を尽くして祈るべきである。患者にも自分で祈るように勧めるときには、

チャプレンは患者が希望、恐れ、赦《ゆる》しの願望、祝福の確信（感謝）を自由に口にできるように助けるべきである。(29)

ハーパーⅢらの言葉から私たちは、次のようなことを学ぶことができる。「執り成しの祈り」が患者の悩みをしっかりと受けとめ、かつ神仏に届くように最大の注意を払うことを勧めている。祈りの言葉について、「できるだけ美しい言葉」であることを求めている。それは言葉が美しいだけではなく、患者の魂に届き慰め励ます言葉のことである。さらに、「真摯な態度で神への崇敬と人への思いやりを込めた言葉で祈るべきである。また、患者の思い悩んでいることを言葉にし、慰め、励まし、信仰が強められるように知恵を尽くして祈るべきである」とある。患者の思い悩んでいる苦悩を適切にとらえる能力が必要である。また、患者への温かさや思いやりが必要である。これらはケア者がする祈りについての注意である。さらに、ハーパーⅢらは、患者にも自分で祈ることを勧めている。患者が願いや恐れ、赦しの願望、感謝の気持ちを自由に口に出せるようにケア者は助けるべきであるとしている。患者自身が本当の痛みや苦しみを表現することの大切さを語っているのである。そうすることで患者が重篤な病を持ちながら、祈りを通して神仏との信頼関係（信仰）を深め、残された生命を有意義に生きることができるのである。

ハーパーⅢらの言葉は、キリスト教信徒の患者に当てはまるだけではなく、特定の信仰を持たなくても人生の危機に直面して祈ってほしいと願う患者に適応できるものである。ハーパーⅢらの「神への崇敬」は、キリスト教的神を指していると思える。しかし、それぞれが持つ個人的神仏であったり、超越者と置き換えることができる。その意味で、スピリチュアルケアとしての祈りのケアを示していると言える。

筆者は宗教や信仰を持たない患者に対する「執り成しの祈り」について、特に次のような注意点を挙げておきたい。

①祈りの押しつけ、強要をしない。祈ることの許可を患者に求める。本人の意志、希望を確認する。

②祈りの内容についても確認する。「何をお祈りしてほしいですか」「どんなことをお祈りしましょうか」など尋ねるのが良い方法である。

③「執り成しの祈り」では、宗教特有の言葉を使わずに、患者の生活上の言葉で祈ることが重要である。

④「執り成しの祈り」に神仏への崇敬の念が示されること。ここでの神仏は患者の個人的神仏を意識して、ケア者の神仏を押しつけてはならない。重要なのは神仏への真摯な思いである。

⑤神仏の愛、優しさ、力強さが祈りの中で示されるように配慮する。

六　スピリチュアルケアの一つとしての「執り成しの祈りのケア」

スピリチュアルケアは人の内面に深くかかわるので、ケア者自身の人間性は非常に重要である。特に、人権や人間の尊厳への意識を十分に持っていなくてはならない。そしてケア者自身の資質が問題になる。ロッド・マクレオッド（Rod MacLeod）はケア者の人格について、崇高な人格、信頼、同情、思慮、良識、公正、誠実、正義などの重要性を挙げている[30]。

ここでは「執り成しの祈り」をするケア者に求められる四つの資質について考えてみたい。①優しさ、②感性、③信仰、④言葉の四つの資質である。これらは、技術的なものではなく、ケア者自身の内面にそなわっている必要がある。特にここでは、特定の宗教や信仰を持たない人の「執り成しの祈り」を中心にして見てみたい。

1　優しさ、いたわり、思いやり

患者を全体として受け入れ、傷ついた心、自信を失った心への優しさ、思いやりを持つケア者の資質が大切である。それは患者への尊敬につながることである。どんなに傷ついて倒れても、患者の人格を尊重し、その痛みに共感する優しさや思いやりを持つ資質が求められる。

使徒パウロは、コリントの信徒の教会に宛てた手紙の中で、人種、文化、立場の異なる人が互いを理解し受け入れて生きる方法を語っている。「体は一つでも、多くの部分から成り、体のすべての部分の数は多くても、体は一つであるように、キリストの場合も同様である。つまり、一つの霊によって、わたしたちは、ユダヤ人であろうとギリシア人であろうと、奴隷であろうと自由な身分の者であろうと、皆一つの体となるために洗礼を受け、皆一つの霊をのませてもらったのです」（コリントの信徒への手紙一　一二・一二―一三）。この手紙でパウロは、人種、文化、立場の異なる人が一緒に生きることの難しさを意識しながら、共に生きるための共通土台を提示している。「一つの霊をのむ」ことが共通基盤をつくるという。「一つの霊をのむ」とは、すべての人のいのちの原点を意識し、その原点の前に謙遜に生きることを意味している。私たちの現実の社会には、強者、弱者、富める者、貧しい者がいる。それぞれが個人的歴史や文化、価値観や人生観を持ち、さらに意思や願いを持ち、自分を主張する。人が一致することは至難の業である。多くの違いを持ちながらも、立ち止まって自分のいのちの原点を考えてみると、私たちは自分の意志や選択で生まれてきたのではない。自分のいのちの原点は自分の意思や願望ではなく超越者にあり、それは絶対他者などと呼ぶしかない目に見えない何かである。自分を超える何者かの呼び名はいろいろあるが、そこに私たちのいのちの原点があると信じることが重要である。自分を超える意思によって自分の存在があると信じることができれば、人は謙遜になり、祈りが生まれてくる。

パウロの言葉は、宗派や教派の枠を越えるスピリチュアリティの視点から解釈することができる。

私たちの世界には多くの宗教があり、ときには互いにいがみ合うことさえある。一つの理由は教理や伝統の違いからくる。宗教人は自分たちの信じる教理こそ正しいと主張するかもしれない。その結果、他者の宗教を否定してしまう。しかし、少し考えてみると、それぞれの教理や伝統は与えられた自然環境・歴史・時代・社会状況の中から生まれ、独特の教理や伝統を生み出してきた。人々が経験する困難や災難の中で救いを求めて生まれたものである。突然の自然災害や不条理な出来事で、愛する者を失って生きる意味や目的を失うことがある。その困難や苦難、悲しみや痛みを人間の知識や理解では納得できるように解釈できず、神や仏を求める中で解答を見つけ出そうとした結果、教理が生まれ伝統が形成されたのである。そこにあるものは、苦難の解答を見つけ出そうとした人間のスピリチュアリティである。教理や伝統が最初にあったのではない[31]。人間のスピリチュアリティが機能して教理が生まれ、伝統がつくられた。パウロが「皆一つの霊をのませてもらったのです」と言っているのは、すべての人が霊的機能（スピリチュアリティ）を持っていて、苦難の中でも神に救いを求め生きる機能が生得的に与えられていることを指している。

パウロは神（超越者）への願望がすべての人にあることを述べて、異なる文化、習慣、宗教を持つ人が一つになる鍵は「愛」なる神を見ることだと説いている。「愛は自慢せず、高ぶらない。礼を失せず、自分の利益を求めず、いらだたず、恨みを抱かない。不義を喜ばず、真実を喜ぶ。すべてを忍び、すべてを信じ、すべてを望み、すべてに耐える」（同、一三・四―七）。パウロは文化、習慣、価値観は異なっても皆一つの霊をのんでいるのだから、自分のいのちの原点を見上げ、自分に執着せずに互いに愛することを勧めている。神（超越者）は愛なる方なのだから私たちも神（超越者）にならって愛を身につけるように勧めている。

このパウロの語るキリスト者が持つ愛は「執り成しの祈りのケア」にも当てはまるものである。特に、病人を目前にしてなされる「執り成しの祈り」は、傷ついた患者への愛や優しさと人間への尊敬、敬愛がなくては成り立たない。パウロの教えに従えば、宗教も信仰もない人への「執り成しの祈りのケア」は、愛中心、患者中心のケアである。そこではケア者は仕える者である。このパウロの示す姿勢こそ、宗教に無関係な人や宗教に警戒心を持つ人への「執り成しの祈り」をするときに配慮すべきものであり、ケア者自身の資質とすべきものである。

2　感性

ヒルトナーは、牧会がうまく進まず、これ以上の進展が望めないときに、牧会を終えるために「執り成しの祈り」がなされる危険性を警告した。「執り成しの祈り」が患者の魂に届くためには、患者の魂が求めるものをしっかりと把握（アセスメント、理解）することが求められる。患者の言葉、表情、動作、態度などから患者の必要、願望、苦悩、神への求めを的確にとらえる必要がある。そこで大切になるのはスピリチュアルな感性である。

スピリチュアルな感性は、心理的感性と重なることもある。心理的な感性は、人の愛情や憎悪、友情や嫉妬、感謝や反発など人間間の問題を把握する。それに対してスピリチュアルな感性は、神（超越者）との関係を把握する機能で、死後のいのち、罪責感や赦しへの求め、人生との和解への願望などが含まれる。[32] 患者が持つ神への関心や救いを求める態度を受けとめる感性をケア者が持つ必要がある。心理的問題を水平関係の問題とすれば、霊的問題（スピリチュアルな問題）は人間が持つ垂直関係の問題と言うことができる。人間間に起きる問題は水平関係の心理的問題であるが、人間を超える神（超越者）との間の問題は垂直関係の問題である。人間の理性や感情だけでは解決できない。死後のいのちや罪責感の問題は神との関係の中でしか解答が得られない。理性や感情を超えて、信仰（信じること）が問題になってくる。ケア者には、患者の超越者との関係や信じる能力を感知するスピリチュアルな感性が求められる。

3　信仰

ここでの「信仰」とは、ケア者の神への信仰だけではなく、ケア者の患者の魂に対する信頼である。患者の魂への信頼とは、「患者の魂は神との絆の中で安心と充実感を得たいと願っている」という信仰である。患者の魂は神との絆を求めているという信仰が、ケア者自身のケアの原動力となる。それだけではない。患者が患者自身への信頼を失ったり、自暴自棄になったときでも、患者の魂が神との絆を求めていると信じることで、ケアの継続ができるのである。患者はケア者の信仰に支えられるのである。患者はケア者の信仰の中で神の愛に気づき、将来への希望を見つけ出すことができる。

4 言葉

「執り成しの祈り」ではケア者の祈りの言葉が重要な働きをする。ケア者の祈りの言葉は、患者の苦痛を理解し患者の魂への信頼を示すものでなくてはならない。ヒルトナーが指摘するように、「執り成しの祈り」は牧会カウンセリングの最後にすることが多い。そこで患者の心と魂に響く言葉で祈る必要がある。

筆者は次のように考えている。患者の魂に届く言葉とは、①形式的な言葉ではない。患者の文化や経験に沿った言葉で、患者の魂の必要に応える言葉である。②わかりやすい言葉でありながら、真実、誠実、謙遜のあらわれた言葉である。③ケア者を通して聖霊が語りかける言葉である。ケア者の言葉でありながら、患者が神の言葉と受けとめることのできる言葉である。神の言葉が持つ慰め、励まし、赦し、希望のある言葉である。このような言葉は、宗教や信仰を持たない人にも届くのである。

宗教用語は宗教者には理解できても、それ以外の人には理解しにくい。患者の魂に語りかけ、素直に神を見上げることができるような言葉を使うべきである。ケア者の祈りの言葉に助けられて、神の愛や意思に気づくようにすべきである。

七　むすび

本稿は特定の宗教や信仰を持たない人への「執り成しの祈り」の作法を明らかにしてきた。病気の治癒を求める「執り成しの祈り」は、患者に生きる力を与え希望を支えるという意味で、医療での意味は大きい。宗教や信仰のあるなしにかかわりなく、患者のための「執り成しの祈り」について、今後もさらに研究がなされるべきである。

神学者のヘルムート・ゴルヴィッツァーは「執り成しの祈り」について、「とりなしの祈りを祈るということは、私たちの心にかかっている全ての人を神のもとへつれていくことを意味します」と述べている。(33)「執り成しの祈り」が病気の治癒のような問題解決の手段になるのではなく、むしろ、神の前に立つように導くことに「執り成しの祈り」の本質があると語っている。彼は、「執り成しの祈り」をする行為が自分と神との関係を新たな局面へと開いていくと語っている。さらに、彼は次のように述べている。「とりなしの祈りを祈るとき、人間と人間とはただ単に知り合うだけでなく、神の目という回り道をして知り合うことになります。神の光は私の隣りにいる人々の面《おもて》にふりそそぎ、その表情をより明らかに、鮮やかに、理解しやすくしてくれます。……私の内部にその人に対する愛が生まれます。私はその人と共に生き、共に恐れ、共に悲しみ、共に喜び、共に望みはじめます」と。(34)

ここでは病気の治癒という身体的問題の解決だけを祈るのではなく、ケア者と患者が一緒に生きる機会となることが指摘されている。それは「執り成しの祈り」を通して、患者とケア者が神の前に一つに結ばれて、苦難や喜びを共に生きるものに変えられる姿である。

問題解決的「執り成しの祈り」に対して、アラン・リチャードソンは、祈りが「自己中心的な要求や魔術的な祈り」になることを警告して、「祈りの本質は物乞いではなく捧げること、自己追求的なものではなく献身的なものである」と述べている。(35) リチャードソンは「執り成しの祈り」が個人の要求の実現手段になることに警告を出している。「執り成しの祈り」が神への要求となり神への命令となることで、神を崇《あが》め礼拝すべき対象から追放し、人に仕える奴隷にしてしまうからである。

ゴルヴィッツァーやリチャードソンの指摘は、「執り成しの祈り」は病気治癒や苦痛緩和だけを目的とするものではないことを言っている。それは問題解決のための「執り成しの祈り」になるからである。キリスト者には十分納得できるが、キリストへの信仰を持たない人に受け入れられるであろうか。人が病気治癒を求めることは当然である。全能なる神、愛なる神がいるならば、当然、病気の治癒をかなえてほしいと考える。重篤な病気で生命の危険にあるならば、生命を救ってくださいと神に祈るのは当然ではないだろうか。まして、すべての人を愛し一人も滅びることを望まない神ならば、一人の生命をなぜ救わないのかと疑問を持つ。だから、病気治癒を求めることが誤りであるとなれば、神を信じる意味がないと言うかもしれない。

宗教や信仰もないけれども、いのちの危機に直面して、患者が「執り成しの祈り」を求めるとき、患者への優しさや配慮が最優先されるべきである。それは神の愛の大きさを伝えることであり、どんな小さな苦しみや悲しみをも理解する神の姿を代弁するものである。そのためには、ケア者の感性が求められる。患者の神への疑いや怒りまでもしっかりと感じ取り、優しさやいたわりの心で包み込む神の愛を示すことが患者の心を神に近づかせることになる。目に見えないスピリチュアルな世界は宗教も信仰もない人には受け入れがたいものかもしれない。だからこそ、ケア者には、患者の魂に寄り添いつつ愛と忍耐と信仰をもってケアすることが求められている。宗教や信仰を持たない人への「執り成しの祈り」は、ケア者の患者への最も深い愛情やいたわりの心を伝える手段となる。ケア者自身の信仰の中で患者自身が支えられ守られることを伝える機会となる。スピリチュアルケアの最も本質に触れるのが、「執り成しの祈り」であると言える。

注

（1）「作法」とは、一般的には「事を行う方法、起居・動作の正しい法式」（新村出編『広辞苑』第二版補訂版、岩波書店、一九七六年、以下同版）を指す。ここでは、作法の内的意味を強調したい。①相手を真心から迎えるための法式、②長い時間の経験を経てつくられたもので、無駄がなく、適切に相手を迎える法式、③自然、風習、文化的環境に根ざした仕草でつくられている。本稿では「作法」を単に手順、方法という意味ではなく、病で苦しむ人を人として温かく、手厚く迎えるための方法を意味する。

（2）Kirkwood, Neville A., *Pastoral Care in Hospitals*, E.J. Dwyer Pty, 1995, 100.

（3）西岡秀爾「スピリチュアルケアにおける祈りの諸相」『曹洞宗総合研究センター学術大会紀要』13、二〇一二年、四一九―四二四頁。

（4）山本佳世子「『非宗教者』によるスピリチュアルケアにおける『祈り』」『宗教研究』（日本宗教学会）、第90巻（1）、九九―一二二頁。

（5）日本語では、祈り、黙想、祈禱、祈念、祈求、祈誓、念仏など。英語には meditation（黙想）、contemplation（観想）、petition（嘆願、懇願）、praise（賛美の祈り）、confession（告白の祈り）、intercessory prayer（執り成しの祈り）などが代表的なもので、その特徴は内省的、神との信頼関係、願望的要素が見られる。

（6）Carlson L. E, Garland S. N., Impact of mindfulness-based stress reduction (MBSR) on sleep, mood, stress and fatigue symptoms in cancer outpatients. *International Journal of Behavioral Medicine*, 12(4), 278-285, 2005.

（7）Aviles, J. M., Whelan, S. E., Hermke, D. A., et al., Intercessory prayer and cardiovascular disease progression in a coronary care unit population: A randomized controlled trial. *Mayo Clinic Proceedings*, 76, 1192-1198, 2001.

（8）念力とは、「精神をこめた力」とある（『広辞苑』）。「自分の願望の実現を求めて精神を集中して念じること」と定義する。

（9）テレパシー（telepathy）とは、『広辞苑』によると「言語、その他の感覚的手段によらず、ある人の精神から他の人の精神に思考・観念・感覚などの印象が伝達されること。遠感現象、精神感応」とある。

（10）このような遠方にいる人が入院中の患者のために祈る祈りの科学的研究の結果では、その効果は否定的である。

（11）窪寺俊之『スピリチュアルケア学序説』三輪書店、二〇〇四年。「資料2」を参照。VandeCreek, L., Burton, L. (ed.), A White Paper. Professional chaplaincy: Its role and importance in healthcare. *Journal of Pastoral Care*, 55, 81-97, 2001.

（12）Harper III, James M. and Rudnick, Rabbi Jonathan E., The role of the chaplain in palliative care. In: Geoffrey Hanks, Nathan I. Cherny, Nicholas A. Christakis, Marie Fallon, Stein Kaasa, Russel K. Portenoy (eds.), *Oxford Textbook of Palliative Medicine*, 4th edition, Oxford University Press, 2011, 201.

（13）窪寺、前掲書。筆者は作家高見順（一六―二〇頁）と宗教学者岸本英夫（四八―五二頁）を取り上げた。高見順が遺した『闘病日記』には、高見がガンであることがわかり、死に怯えるなかで宗教に救いを求める姿が描かれている。高見は救いを求めてあらゆる宗教書を読んでいる。しかし、高見は最後まで特定の信仰に入ることを恐れて、入信しなかった。キリスト教徒の友人や僧侶の友人からも教えを聞き、信仰を持ちたいと強く願ったが入信しなかった。彼の『闘病日記』は特定の宗教を持たない人にも激しいスピリチュアルペインやニーズがあることを明らかにしている。岸本英夫は宗教学者であるが、青年時代にキリスト教を離れた。ガンが見つかって以来、十年間、死に怯える人生を送ったが、二度と宗教に入らないと拒否したので、ガンによる死に怯え、死後のいのちに疑問を持っていた。岸本は、科学的立場を取っていたので、宗教が奇跡を語ることに納得がいかなかった。しかし、自分が死に直面したとき、自分の魂は宇宙の霊に戻っていくと語っている。彼の魂が宇宙の霊に戻るという科学的証拠はない。彼は自分のスピリチュアルニーズを満たすために自己流の宗教を生み出して、そこに救いを見つけたと言える。ここには岸本のスピリチュアリティの発露を見ることができる。高見順については、本書第二章「スピリチュアル／宗教的ケアの役割と課題」で取り上げた。

(14) 窪寺『スピリチュアルケア学序説』、一三―一五頁。

(15) Mark Cobb, *Psychosocial Issues in Palliative Care*, 2nd ed., Mari Lloyd-Williams (ed.), Oxford University Press, 2008. マリ・ロイド＝ウィリアムズ編『緩和ケアにおける心理社会的問題』若林佳史訳、星和書店、二〇一一年。窪寺、前掲書、二八六頁。

(16) Kirkwood, *Pastoral Care in Hospitals*, 100–103.

(17) Ibid., 101-102.

(18) Ibid., 109-115.

(19) Hiltner, Seward, *Pastoral Counseling*, Abingdon Press, 1949. S・ヒルトナー『牧会カウンセリング――キリスト教カウンセリングの原理と実際』西垣二一訳、日本基督教団出版局、一九六九年、三三二―三五三頁。

(20) 同上書、三三九―三四〇頁。

(21) 同上書、三三九頁。

(22) Hulme, William E., Prayer in pastoral care. In: Rodney J. Hunter (ed.), *Dictionary of Pastoral Care and Counseling*, Abingdon Press, 1990, 940.

(23) ヒルトナー、前掲書、三三九頁。

(24) 同上。

(25) 同上書、三三五頁。

(26) 同上書、三四〇頁。

(27) 同上。

(28) 同上。

(29) Harper III and Rudnick, *Oxford Textbook of Palliative Medicine*, 201.

(30) MacLeod, Rod, Setting the context: what do we mean by psychosocial care in palliative care? In: *Psychosocial Issues in Palliative Care*, 2nd ed.　マリ・ロイド＝ウィリアムズ編『緩和ケアにおける心理社会的問題』、二四―二八頁。

(31) 谷山洋三、伊藤高章、窪寺俊之著、関西学院大学キリスト教と文化研究センター編『スピリチュアルケアを語る――ホスピス、ビハーラの臨床から』関西学院大学出版会、二〇〇四年、九六―一〇〇頁。

(32) 窪寺『スピリチュアルケア学序説』、七四―七六頁。

(33) Zink, Jorg, *Wie wir beten konnen*, Kreuz-Verlag, 1970.　ヘルムート・ゴルヴィッツァー「とりなしのいのり」、イエルク・ツィンク『祈りを求めて』（『現代への祈り』改訂新版　上）三浦保子訳、ヨルダン社、一九九四年、一三八頁。

(34) 同上書、一三八―一三九頁。

(35) Richardson, Alan and Bowden, John (eds.), *A New Dictionary of Christian Theology*, SCM Press, 1983.　A・リチャードソン、J・ボウデン編『キリスト教神学事典』古屋安雄監修、佐柳文雄訳、教文館、一九九五年、五五頁左。

■第五章■

スピリチュアルヒストリー法——経験知は有効か

要旨

患者のスピリチュアルペイン（苦痛）やニーズ（必要）のアセスメント（評価）は、スピリチュアルケアには不可決である。日米でも複数のアセスメントシートが発表されているが、臨床現場ではあまり使われていない。その理由としては、質問項目が多過ぎて重篤な患者には負担になることなどが指摘されている。臨床現場の必要から生まれた方法にスピリチュアルヒストリー法がある。この方法は、科学的データを根拠にしてつくられてはいないが、患者・家族のスピリチュアルな関心事、生活背景などを患者から引き出すための方法である。この方法は、主に医師たちの個人的体験・経験知から生まれた実際的方法である。本稿では英語圏のスピリチュアルヒストリー法をいくつか紹介して、メリット、デメリットを明らかにし、経験知が持つ意味を明らかにした。

キーワード：アセスメントの功罪、スピリチュアルな関心事、利便性、経験知、患者の負担

今日、医療、看護、介護、教育などでスピリチュアルケアの重要性が注目され、ケアの具体化に向けて各方面の研究がなされている。例えば、スピリチュアルケアとは何か、スピリチュアルケアする専門家の人材養成、また、スピリチュアルケア・ワーカーの認定制度の整備などが活発に動いている。[1]スピリチュアルケアの具体化には、マクロ的課題とミクロ的課題があり、ミクロ的課題の一つに患者の持つスピリチュアルな問題（ペイン＝霊的苦痛およびニーズ＝必要）のアセスメント（評価、評定）の問題がある。この章の目的は欧米のスピリチュアルアセスメント（Spiritual assessment）の方法についての議論を紹介しながら、スピリチュアルアセスメントが抱える課題を検討し、臨床現場で実際に行われている方法について検討する。米国を中心に使われているスピリチュアルヒストリー（Spiritual history）法というアセスメント方法を取り上げて、その方法が持つ問題と利便性などに触れながら、スピリチュアルアセスメント法の本質や特徴を明らかにする。

一　スピリチュアルアセスメントの必要性と問題

1　スピリチュアルアセスメントの必要性

スピリチュアルケアへの関心は、時代の趨勢の後押しがあって高まり、世界基準の医療を行うには、スピリチュアルケアは無視できないことが明らかになった。また、科学的研究に基づいた健康とスピリチュアルケアの関連についてはハロルド・コーニック（Harold G. Koenig）によって明らかにされている。[2] さらに、欧米の文献では経験豊かな臨床医は、治療が絶望的になった段階でスピリチュアルケアをすることで良い結果がもたらされると述べている。[3] この医師によれば、患者と一緒にいること、充分理解すること、受け入れること、同情を示すことなどが治療的効果を生んでいると述べている。同時に医療や看護の領域では、スピリチュアルケアのためのアセスメントの重要性も語られた。その結果、病院や施設では独自のアセスメントを開発する傾向があった。[4]

ここでは、スピリチュアルアセスメントでは日本よりも進んでいるアメリカの例を取り上げる。例えば、精神科医のポール・プルイザー（Paul W. Pruyser）は、牧師とは魂の診断者であると言っているが、それはアセスメントの重要性を指摘したものと言える。[5] 彼は具体的方法を提示していないが、牧師は信徒の魂の状態を正しく判断し、導く責任を負っていると述べている。病院でも患者のケアの一つとして、スピリチュアルケアの重要性が認識されて、各病院ではスピリチュアルアセスメントの試作がなされている。例えば、Baptist Hospital of Miami 病院では Pastoral Care Progress Notes を作成しているが、そのシートの中には Religious Preference（宗教の選択）、Congregation/Clergy to be contacted（連絡をとるべき教会/聖職者）、Spiritual Issues（スピリチュアルな問題）という項目ある。Spiritual Issues の中に失望、孤独、悲嘆、怒り、不安、恐怖などを診る項目がある。このようなシートは今日のスピリチュアル・アセスメント・シートとは量的・質的な違いがあるように見える。入院患者の宗教的背景を知るための簡単なものであって、患者のスピリチュアルなニーズやペインを専門的視点からアセスメントするものにはなっていない。

今日、スピリチュアルアセスメントが求められるいくつかの理由が挙げられている。

(1) 現在、医療や看護ではアセスメントの重要性が高く認識されている。例えば、看護診断のための旭川医科大学医学部附属病院看護部の『看護診断のためのアセスメントポケットガイド』[6]や藤村龍子の『患者アセスメントマニュアル』[7]などが発行されている。藤村はその書物の中で看護活動が効果的に行われるには、健康状態や対処行動、健康阻害因子や促進因子について適切なアセスメントが必要だと述べている。[8]それと同じように、スピリチュアルケアでも患者のスピリチュアルペインやニーズを明らかにするためにアセスメントは必要である。

(2) アメリカでの調査結果では七七%の患者がスピリチュアルな問題にも医療がかかわってほしいと思っているという。[9]にもかかわらず、一〇―二〇%の医師しか扱っていない。このような患者の願望をかなえるには、まず患者がどのようなスピリチュアルなニーズを持つかを正確にアセスメントすることが必要になる。患者のスピリチュアルニーズが明らかになれば、それへの対処方法を見つけ出すことができる。

また、アメリカ医療施設認定合同審査会（Joint Commission on Accreditation of Healthcare Organizations in the United States）は「患者は本人の尊厳を守り、その文化、心理社会、霊的価値を尊重されるケアを受ける基本的権利がある」と述べて、スピリチュアルケアの重要性を認めている。[10] 患者の身体的健康の回復を促進するためのスピリチュアルケアが必要であり、それのためには、患者のスピリチュアルアセスメントが不可欠になる。

⑶　患者のスピリチュアルペイン、ニーズなどをチームで共有できる資料を得ることでチーム医療が始まる。今日の医療は、医療者がチームとして行うことで、より質の高い医療を提供しようとしている。患者の多面的ニーズを明らかにし、それを共有するには、適切なアセスメントが必要になる。[11] そして、それを多職種の医療従事者が共有することで、よいチーム医療が可能になる。

2　スピリチュアルアセスメントの問題

以上、見たように患者に適切なケアを提供しようとすれば、スピリチュアルアセスメントが必要不可欠になる。それではスピリチュアルアセスメントは簡単にできるだろうか。この問いに対する答えは否である。スピリチュアルアセスメントは血圧や心拍数の測定に比べて、極端に難しい。スピリチュアルな問題は心の問題であり主観的色彩が非常に強く、認識が難しく、正確に言語化することがきわめて困難である。非常に個人的出来事であるためにスピリチュアル・アセスメント・シートとして定型化しにくいのである。そのようないくつもの理由からアセスメントが難しいのである。さらに、いったん定型化されたとして、そのアセスメント法を用いるのは実用的ではないという意見もある。

その理由は定型化された方法から得られる結果は、個人のスピリチュアルペインやニーズの持つ多様性を否定するものになるからだという。つまり、スピリチュアリティは非常に多岐な問題を含んでいるので、それを全部網羅することは無理ということである。このような立場に立つと、理論的にアセスメントが不可能だということになる。

二　臨床現場でのアセスメントの現実

1　多様な方法の開発

アセスメントの方法が現在いくつも開発されている。ここではカナダの研究者が行った調査結果を見てみよう。その研究グループの一人T・J・オコナー（Thomas St. James O'Connor）らによる論文に従って説明する。(12) この研究はカナダの病院や施設などで働くチャプレン三二七人を対象に調査して九五名から回答を得たものである。二〇〇五年にカナダで使用できるスピリチュアルアセスメント法が二三種類発表されていた。そして、オコナーらは、それらの認知度や利用度を次のような五段階に分けて調べた。

①全く聞いたことがない。
②用紙があることは知っていたが、使ったことはない。
③一部は使ったことがある。
④過去には使ったことがあるが、今は使用していない。
⑤よく使用している。

この調査でわかったことは、使用されている第一はR・W・フッド（Ralph W. Hood）のHood's Mysticism Scale[13]で一七％の人が使用。第二はG・フィチェット（George Fitchett）の7×7Model of Spiritual Assessment[14]で九％、第三はJ・J・グリーソン（John J. Gleason）のFour Worlds of Spiritual Assessment and Care[15]で七％である。結果から見えるのは、臨床現場では、ほとんどアセスメント用紙が実用化されていない事実である。二三種類のアセスメントの中で最も知られているHood's Mysticism Scaleでも、その用紙の存在を知らない人が二二％、使用している人はわずか一七％である。驚くべきことは、最も知られているものでさえ調査した人の二二％は存在さえ知らなかった事実である。さらに、全く名前さえ聞いたことがないと回答した質問用紙が七つあり、これは全体の約三〇％にあたり、結果としては名前さえ知られていない質問用紙が多いと言える。名前さえ知られていないということは、どういうことをあらわしているだろうか。おそらく、臨床現場ではアセスメンが行われていないのである。スピリチュアルケア自体があまり重視されていないために、アセスメントがほとんどなかったのである。しかし、臨床現場ではアセスメントは必要だと多くのチャプレンは考えている。その理由は第一に、適切なケアをするには必要だからである。また、第二に、スピリチュアルケアを広く普及させて、どの病院、施設でもスピリチュアルケアが受けられる医療制度を整えるためにも必要だからである。標準化されたアセスメントが可能になり、スピリチュアルケアの実効性が証明されるならば、医療費支払いの可能性が生まれてくる。そのために標準化されたアセスメントの必要性が非常に高いと言える。

2　既存の質問用紙の問題点

上に述べたようにスピリチュアルアセスメントは必要とされているが、具体的に既存の質問用紙は使われていないという結果である。ここで問題になるのは、なぜ、臨床現場では既存の用紙が用いられないのだろうか。その理由を明らかにしてみる必要がある。M・ラロッカ＝ピッツ(Mark LaRocca-Pitts)によると、複雑すぎて臨床現場では使いにくいという。つまり、正確にアセスメントしようするために質問項目が多く、実施に時間がかかり、患者への負担も多く、利便性が低いのである。

3　具体的アセスメントに求められる条件

G・アーナンダラヤーとE・ハイト（Gowri Anandarajah and Ellen Hight）はスピリチュアルアセスメントを大きく二分類して、標準型方法（formal）と非標準型方法（informal）に分けている。[16] 標準型方法には、例えばフィチェットのような質問紙法がある。非標準型方法には、以降に触れるスピリチュアルヒストリー（Spiritual history：霊的生活史）法などがある。

H・コーニック（Harold Koenig）は現場で使用されるための五つの条件を挙げている。[17]

①簡単である。
②記憶しやすい［注：コーニックが単語の頭文字を使ってスピリチュアルな生活史を明らかにすることを念頭に述べたものである］。
③必要な情報を得やすい。
④患者中心である。
⑤専門家に信頼性を保証してもらったものである。

コーニックがこのような条件を指摘したのは、患者が重篤であるので、患者への時間的、体力的、精神的負担を極力減らさなくてはならないという意識が働いているからである。

既存のスピリチュアルアセスメント質問用紙がほとんど使用されない一方、臨床現場で使われている個人的方法がある。臨床現場で用いられるアセスメント方法は、スピリチュアルヒストリー法と呼ばれるもので、特に医師を中心に、数種類が開発されている。では、それはどのようなものであるか。その方法について以下述べることにする。

三　スピリチュアルヒストリー法の実際

今まで概観したように、カナダの研究の結果は、既存のスピリチュアル・アセスメント・シートは臨床現場には適していないことを明らかにした。ところが現場では医師がスピリチュアルケアの臨床的重要性を認識して、スピリチュアルヒストリー法を使用している。このような方法は学問的検証を経ておらず、厳密にはスピリチュアルアセスメントとは言えないが、臨床現場の必要を満たしているものである。このような方法は欧米の緩和医療学の教科書や辞典には紹介されていて、社会的認知を得ている。例えば、Oxford University Press の *Oxford Handbook of Palliative Care* ではアーナンダラヤーとハイトのつくった "HOPE" が紹介されている。[18] さらにこの論文の著者C・M・プハルスキ (Christin M. Puchalski) 自身は "FICA" という方法を提唱している。プハルスキは、このような方法の目的を七つ挙げている。[19]

①患者にとってスピリチュアリティがどんな意味があるかを気づかせること
②患者自身が信じているものや大事にしていることに気づくこと
③スピリチュアルな苦痛（無意味、希望）を見つけ出して、スピリチュアルな助け（希望、意味、目的、回復力、スピリチュアルな集団）がどこにあるかを見つけること
④ケアの専門家が患者を十分理解して心の行き届いたケアができるようにすること
⑤患者が自分の中にある癒やしの力を伸ばし、受容力を強化できるようにすること
⑥医療の選択に影響を与えるようなスピリチュアル／宗教的な信仰を見つけ出すこと
⑦治療や治療計画に役立つようなスピリチュアルな行為や行事を見つけ出すこと

プハルスキの説明を見ると、この方法は具体的ケアに密接にかかわり、患者のスピリチュアルな問題解決に貢献することを目的にしていることがわかる。

1　六つのスピリチュアルヒストリー法

この他にもラロッカ＝ピッツは六つの方法を紹介している。[20] 欧米ではこのようなスピリチュアルヒストリー法というものが数種類公にされている。ここではラロッカ＝ピッツが紹介している方法を取

り上げ、この方法がどのようなアセスメント法かを明らかにしてみよう。この方法は簡単な英単語（先に触れたHOPEやFICA）をアルファベットに分解し、そのアルファベットにスピリチュアルアセスメントに必要な要因を関連させるものである。簡単な英単語を覚えるだけで臨床現場では使用できる利点がある。

① **SPIRIT（Maugans）**[21]

S＝Spiritual belief system（スピリチュアルな信仰システム）

＊あなたは明確な宗教を持っていますか。

＊ご自分の信仰を言いあらわせますか。

＊自分にとって大切な霊的生活がありますか。

P＝Personal spirituality（個人的スピリチュアリティ）

＊あなたが心から信じている信仰とそれに伴う生活がどういうものかを教えてください。

＊あなたにとって絶対に嫌な信仰やそれに伴う生活がどういうものかを教えてください。

＊あなたのスピリチュアリティや宗教はあなたにどんな意味がありますか。

I＝Integration with a spiritual community（霊的教団への参加）

＊宗教的／霊的団体や教団に属していますか。
＊それらの団体や教団にはどの程度かかわっていますか。
＊この団体や教団は、どの程度大切ですか。
＊病気などの時、この宗教団体はどんなサポートや助けを与えてくれますか、また、与えてくれると考えていますか。

R＝Ritualized practices and restrictions（宗教上していること、宗教上の制限）
＊宗教的／霊的生活で特に実践していることがありますか。
＊あなたの宗教が勧めているものがありますか、また、注意を促し禁止していることはありますか。
＊そのような宗教的教えをどの程度守ってきましたか。

I＝Implications for medical care（治療上の意味）
＊あなたの宗教が注意し、禁止している治療上の問題がありますか。
＊禁止されている宗教的戒律をどの程度守ってきましたか。
＊あなたが治療で心に留めておいてほしい宗教的／スピリチュアルな事柄がありますか。

T＝Terminal events planning（終末期ケア計画）

＊宗教／霊性にかかわることで、あなたが特に望んでいることや控えてほしい医療上の課題はありますか。

＊病院や在宅でしたい宗教的／霊的なことはどんなことですか。

＊あなたが死ぬ時、また死後にしてほしい宗教的／霊的なことはありますか。

＊死が近づいてきた時、治療の選択上のことで、あなたの宗教／スピリチュアリティは影響力を持ちますか。

② FICA（Puchalski and Romer）[22]

F＝Faith（信仰、信じるものを持っているか）

＊あなたの信仰は何ですか。

＊あなたの人生に意味を与えてくれるどんなものを信じていますか。

I＝Importance and Influence（大切なもの、影響は何か）

＊宗教や信仰はあなたの人生で大切ですか。

＊あなたの信仰は闘病中のあなたにどんな影響を与えてくれていますか。

＊あなたの信仰は健康を取り戻すのに、どんな働きをしていますか。

C＝Community（共同体、連携がありますか）
＊あなたは教会や宗教団体に入っていますか。
＊教会はあなたの支えになっていますか。どんなふうに支えになっていますか。
＊（教会には）あなたが心底愛している人や、あなたにとって本当に大切な人がいますか。

A＝Address（告知、方針、扱い方）
＊あなたは誰から病名告知を受けましたか。
＊医師の私に、どんな治療をしてほしいですか。

③ **HOPE（Anandarajah and Hight）**(23)

H＝Sources of hope, meaning, comfort, strength, peace, love and connection（希望、意味、慰め、強さ、平安、愛、絆の源泉はどこにあるか）
＊あななを支えている方法をいろいろ一緒に探してきました。いま一度考えてみると、どんなものがあなたの心を支えていますか。
＊あなたの望、力、心の慰めや安らぎになっているのは何でしょうか。
＊苦しい時の助けになるのは、何でしょうか。
＊人によっては、その人の信仰や信じているものが苦難に向き合う時の慰めや力になっています

が、あなたの場合はどうでしょうか。

*もしも、「自分もそうだ」と答えた方は、次の二つの質問（制度的宗教と心の支え）にもお答えください。

*もしも、「自分は違う」と答えた方は、今までに一度もそうなったことはないかを自問してください。そして、もしも一度でもあれば、どうしてそう変化したのか理由を考えてみてください。


O＝Organized religion（既存の宗教に入っているか）

*ご自分は既存の宗教に入っていると自覚していますか。

*その既存の宗教は本当に大切でしょうか。

*既存の宗教が助けになっているところと、そうでないところはどんなところでしょうか。

*あなたは既存の教会やスピリチュアルな集団に所属していますか。その教会や集団は助けになっていますか。どのような助けになっていますか。

P＝Personal spirituality and practices（個人的霊性と実践）
*病床にいることで、普段しているスピリチュアルなことができずに困っていますか。（あるいは、神様との関係に影響がありますか）

＊日常生活で助けになったものをここでもできるようにするのに、私たち医師がお手伝いできることがありますか。
＊信仰上、医療（病棟生活、ケア上のこと、医療の選択など）が障碍になることがありますか。
＊チャプレンや近所の宗教者とお話ししたいことがありますか。
＊医療上で、私が知っておくべきことや禁止事項はありますか。
＊患者の死が近づいている場合　↓　この数日／数週間／数か月のうちにあなたの信仰にかかわることで医療的にしてほしいことがありますか。

E＝Effects on medical care and end-of-life issues（医療効果と死ぬまでの課題）
＊病気になって、あなたを霊的に支えてきたことができなくなったことがありますか。
＊医師として、あなたを支えてきたものを得られるようにお手伝いできることがありますか。
＊あなたの信仰と医療上の処置・ケア・決断と一致しないことがあって心を悩ますことがありますか。
＊病院のチャプレンや地域の宗教者と話をしたいと思っていますか。
＊あなたの医療を行う上で私が特に知っておくべき特別の規則などありますか。（食物上の規則、輸血などの規則など）
＊死が近づいている場合には、患者に次のようなことを尋ねる。今後数日／数週間／数か月のう

ちに医療上のことで私にしてほしいことがありますか。

④ **FAITH（King）**[24]

F＝Faith（信仰）

＊ご自分にとっての大切な信仰とか宗教がありますか。

A＝Apply（適応）

＊健康になるために宗教をどのように生かしていますか。

I＝Involved（宗教とのかかわり）

＊教会や信仰集団に参加していますか。

T＝Treatment（治療法）

＊信仰は医療にどんなかたちで影響していますか。

H＝Help（援助）

＊信仰について、私はどんなことでお役に立てますか。

⑤　**CSI-MEMO**（**Koenig**）[25]

CS　C＝Comfort（慰め）、S＝Stress（ストレス）

＊あなたの宗教や信じている信仰は、慰めを与えてくれますか、それとも煩わしいものになっていますか。

I＝Influence（影響）

＊病気の判断に影響を与えるような宗教（信じるもの）がありますか。

MEM＝Member（会員）

＊あなたはどこかの宗教の会員に入っていますか、宗教に入っていることが助けになっていますか。

O＝Other（その他）

＊その他に誰かに助けてもらいたい霊的ニーズがありますか。

⑥　**FACT**（**LaRocca-Pitts**）[26]

F＝Faith (or Beliefs)（信仰、あるいは信念）

＊あなたは信仰あるいは信じるものを持っていますか。
＊あなたは、自分は信仰ある人間だとか信仰的な人間だと思っていますか。
＊人生に意味や目的を与えるものを持っていますか。

A＝Active (or Available, Accessible, Applicable)（積極性、あるいは応用可能性、受容性、応用性）
＊最近、教会の交わりに積極的にかかわっていますか。
＊教会やスピリチュアルな交わりの一員ですか。
＊信仰的助けが身近にありますか。
＊信仰を支えてくれて必要に答えてくれる人がいますか。
＊困った時に助けになってくれる人やグループがありますか。

C＝Coping (or Comfort)；Conflicts (or Concerns)（解決方法、あるいは慰め、葛藤、あるいは悩み事）
＊どうやって自分の病気と向き合っていますか。
＊あなたの信仰（信じているもの）は、病気と向き合う時に助けになっていますか。
＊あなたの信仰は病名や容態を聞いた時、慰めを与えてくれますか。
＊あなたの信仰や霊的生活が医療を受ける障碍になっていませんか。
＊あなたの医療チームである私たちにしてほしいと思うことがありますか。

T＝Treatment plan：（医療計画）

＊患者さんが病気とうまく付き合っていると、支持や励ましを与える。患者の状態が良くない時には、再度、状況を評価しなおす。

＊患者が状況としっかりと向き合えない時には、①患者の信頼関係を検討したり、信仰の内容が近いかどうかを検討したりして、カウンセリング、祈り、聖書を読むなどをしてみる。②患者の教会の牧師に連絡をとってカウンセリングや祈りをしてもらうように励ます。③判断をしてもらうために病院のチャプレンと相談する。

＊患者との信頼関係があり信仰の内容が近いという場合は、スピリチュアルな相談を受けたり、祈りや聖書を一緒に学ぶことなどの介入がしやすい。

＊患者本人の信仰上の先生と問題について相談することを勧める。

＊詳しいアセスメントをするために病院チャプレンに紹介する。

2　頻度数で見るスピリチュアルヒストリー法

ここでは六種類のアセスメント法を取り上げた。それぞれの質問のキーとなる英単語をアルファベットに分解して、頻度の多い順に並べると次のようになる。ここでは各アルファベットが示す意味も列挙してみる。

（1）頻度と内容

［I］は、①②④⑤の四つのアセスメントで見られる。①では integration with a spiritual community、implications for medical care、②importance、influence、④involved、⑤influence など。

［F］は②④⑥で尋ねられている。②faith、④faith、⑥faith、belief でほぼ共通している。信仰の有無が問題になっている。

［A］は②④⑥であり、②address、④apply、⑥active, available, accessible, applicable などが問題になっている。

［C］は②⑤⑥で尋ねられている。②community、⑤comfort、⑥coping

［T］は①④⑥で尋ねられている。①terminal event planning、④treatment、⑥treatment plan

［P］は①③で尋ねられている。①personal spirituality、③personal spirituality and practices

［S］は①⑤で尋ねられている。①spiritual belief system、⑤stress

［H］は③④で尋ねられている。③sources of hope, meaning, comfort, strength, peace, love, and connection、④help

［R］は①で尋ねられている。①ritualized practice and restriction

［MEM］は⑤で尋ねられている。⑤member

［E］は③で尋ねられている。③effects on medical care and end-of-life issues

［O］は③⑤で尋ねられている。③organized religion、⑤other

表1　各アルファベットが示す内容

I	① implications,　② importance and influence, ④ involved in a church,　⑤ influence
F	② faith, belief, meaning,　④ faith,　⑥ faith or beliefs
A	② address, action,　④ apply, ⑥ active, available, accessible, applicable
C	② community,　⑤ comfort, ⑥ coping (or comfort), conflicts (or concerns)
T	① terminal,　④ treatment,　⑥ treatment plan
P	① personal spirituality,　③ personal spirituality and practices
S	① spiritual belief system,　⑤ stress
H	③ hope, meaning, comfort, strength, peace, love, connection, ④ help
O	③ organized religion,　⑤ other
R	① ritualized practices and restrictions
MEM	⑤ member
E	③ effects

それぞれのアルファベットが示す内容は表1のようにまとめられる。

(2) 得られる情報の内容

以上、六つのスピリチュアルヒストリー法を概観してきた。これら方法の大きな特徴は患者のスピリチュアルな生活の情報を集めるための道具（tool）になっている点である。得られる情報は次のようなカテゴリーに分類できる。

①患者の個人的信仰（信念）の有無と内容

②患者の信仰（信念）を支えている宗教教団・教会との関係度

③信仰を持つことから得ている援助の有無と内容

④医療を行うために信仰が支障になっていないか
⑤患者の信仰生活を守るために医療者が知っておくべきことの有無と内容
⑥病院のチャプレンや市内の宗教者に会って話したいことの有無と内容

このように分類してみると、患者の信仰の有無、信仰の働き、宗教教団との関係、信仰と医療の関係、信仰を支えるための院外からの援助の有無などが問題になっていることが明らかになる。

3　アセスメントの基本的目的

さて、ここでアセスメントの基本的目的を見よう。アセスメントをそもそもつくっている理由は何か。D・R・ホッジ（David R. Hodge）はアセスメントの目的を三つ取り上げている。[27] gathering＝情報収集（患者のスピリチュアルペインおよびニーズの有無）、analyzing＝分析（収集された情報をさらに分析、解釈してスピリチュアルペインやニーズの本質や特徴を明らかにする）、synthesizing＝総合（医療処置の判断に活用すること）だとしている。

ホッジが臨床現場に役立つアセスメントを目指した点に特徴が見られる。ホッジは現場に適用できるアセスメント法として、特にsynthesizingを重視している。患者のスピリチュアルケアに適用して患者のＱＯＬ（生活の質）を高めるために益するアセスメントを目的にしている。特に、スピリチュアルケアの専門職外の医師、看護師が主に用いる方法は精度に重点を置くよりも、簡便に必要な情報収集ができることに重点が置かれていることがわかる。

それに対して、スピリチュアルケアの専門職のチャプレンには情報の精度、客観性、適用性が求められてくる。患者のスピリチュアルニーズの全体が明らかにされ、それぞれのニーズの必要度が測定される必要がある。また、その情報は実証的データとして扱われる可能性が高いことも考えられる。その時、スピリチュアルニーズの定量化という作業が必要になってくる。

そのような客観的実証的データを必要とすると、スピリチュアルアセスメントに求められる条件は、次の三点になると考えられる。

①情報収集（患者のスピリチュアルな健康状態を明らかにする情報収集。質問紙法、面接法、観察法、解答法など）

②情報の分類・分析（類型化、情報を分類しカテゴライズし、情報の内容を検討する。定量化の目的はケアの緊急性、長期的ケア案の必要性などを明らかにするためである）

③情報の定量化（分類された情報を一定の基準で定量化する）

スピリチュアルケア専門職のチャプレンの視点から見ると、スピリチュアルヒストリー法は、特に①に優れているが、③には適していない。②についても分類・分析の基準がないために標準化しにくい欠点を持つことになる。

このようなスピリチュアルヒストリー法は、もっぱら医療者の治療上の補助手段（tool）に適しているると言える。医師がスピリチュアルな側面の情報を得て治療に役立てるための補助手段である。患者のスピリチュアリティの全体像を客観的に明らかにすることを意図していない。この情報は実証研究のデータにすることはできない。

しかし、患者の人生全体の中でのスピリチュアルペインやニーズを比較的容易に明らかにすることができる。またスピリチュアルニーズの背景を人生全体の中で明らかにし、医療者としてできる援助を探る補助手段としては有益である。

以上のアセスメントは、アセスメントする人が頭の中に簡単な単語を浮かべれば、いつでもどこでも使うことが可能である。患者との日常的会話の中でアセスメントできるのは利点である。

定量化がアセスメントの主なる目的ではないので、頭文字の順に尋ねる必要もない。患者の病状、心理的状況、場の状況に応じて質問項目を選択してアセスメントできる点で「患者中心のアセスメント」である。

四　スピリチュアルヒストリー法の特徴

以下、スピリチュアルヒストリー法の特徴を箇条書きにしてみよう。

①質問項目の不統一性

ここで取り上げたスピリチュアルヒストリー法の①から⑥の方法は、フィチェットやその他の人たちがつくった質問紙法に比べて質問項目が不統一である。ここには科学的研究の土台が欠けているが、制作者の個人的臨床体験に立っている。臨床体験に全面的に立っているので、利便性に優れている。この方法の目的は患者の中にあるスピリチュアルな世界を引き出すことである。そのため、必ずしも質問項目は多くはないが、それがマイナスにはなっていない。むしろ、半構造化的質問になっているので患者の応答の可能性が広く、患者の内面的世界を自由に語ってもらう点に重点を置くことができる点は積極的に評価できる。

②解釈の上の多様性

D・E・キング（Dana E. King）は二〇〇二年にFAITHを用いてスピリチュアルヒストリー法を発表したが、その後二〇〇九年にはD・ニーリーとE・ミンフォード(David Neely and Eunica Minford)が同じFAITHを用いて異なる解釈をした方法を発表している。[28]

Faith/spiritual beliefs（信仰／霊的信

念）、Application（適応）、Influence/importance of faith in life, in this illness and on health care decisions（影響／闘病中や医療中の決断での信仰生活上の重要性）、Talk/terminal events planning（話すこと、終末期の計画）、Help（援助）である。

その他、解釈の違いの例は、Ⅰでは① influence、② importance、④ involved、⑤ implications など、その解釈は非常に多様で法則はない。つまり、Ⅰが何を代表しているのかの客観的根拠に乏しいことの証左になる。そのために客観的データを得て、定量化するアセスメント法としての信頼性が低いと言える。しかし、このようにいくつもの言葉が出てくることは、解釈の上の多様性を増やしていると解釈できるので、一つの利点にもなる。

③正確に定量化されない

このような方法は客観的データを集めるためのアセスメント法にはなっていない。「アセスメント」(assessment) は、英和辞典によると、測定、査定、評価などと翻訳される。さらに、このアセスメントは歴史的には収穫物の評価にかかわるもので、評価結果によって課税されたのである。そこでアセスメントは正確に定量化されることが期待された[29]。ここで取り上げた六つのツールにはこのような測定、査定、評価の結果に対する担保がない。その意味ではここで取り上げたスピリチュアルヒストリー法は厳密な意味でのアセスメントにはならない。むしろ、患者のスピリチュアルな状況を引き出すための有効な情報獲得ツールである。

筆者は厳密な意味でスピリチュアルアセスメントの目的を達するためには、客観性、普遍性は重要だと考えている。しかし、客観性、普遍性を強調するために多くの質問項目を尋ねると、患者にかかる時間的、体力的、気力的負担が大きくなりすぎ、患者中心の理念が失われてしまうので、そのことは慎まなくてはならない。

五　経験知は有効か――経験的方法の価値と限界

ここで最初のテーマに戻って考えてみよう。チャプレン、看護師、医師など医療者の経験知はスピリチュアルアセスメントに有効か。ここで取り上げた六つのアセスメント法は、主に医師の経験知をもとにした情報収集のツールであるが、臨床現場での必要を十分満たす非常に便利な方法である。次のような利点がある。

①患者とアセサー（assessor アセスメントする人）双方への負担が少ない

チャプレンや医療者は患者との信頼関係を崩すことなく、短時間に簡単に必要な情報を得る良い手段になっている。また、患者への心身の負担が少ない方法である。

②臨床性が高い

経験の中から生み出されたものなので経験知が詰まっている点が特徴である。このような経験知は客観的証明が伴っていない。しかし、必要な最低必要な情報を得られる点で優れている。

③回答の自由度が高い

質問項目は頭文字数四〜六に限られているが、各項目は特定の狭い回答を求めるものではなく回答の自由度が高い。特にこの方法は医療の中での対話の中で行うので、患者が自分の感情、意志、願望の赴くままに自由に回答できる半構造的面接に近いと言える。

④利便性が高い

患者にアセスメントしてよいかと許可を求めずに済むので、「いつでも、どこでも」行うことができる。患者の身体的、精神的状況に臨機応変に対応して実施できる。

⑤ケアに直結

このような臨床が生み出したアセスメントはケアに必要な情報収集に集中してアセスメントできる。これが利点である。そして、アセスメントは対話の中で臨床的に不必要と思われる質問は尋ねないという選択ができる。聞く場合には、ケアにもつながる質問だけを尋ねることができるという点が大きな利点である。

⑥患者の無意識にあるスピリチュアルペインやニーズをすくい上げることが可能

患者の回答はアセサーとの会話（対話）の中で行われるので、アセサーの感性が重要になってくる。アセサーの感性によってアセスメントの結果に深浅が出てくる。このことは、このようなかたちでのアセスメントの弱みにもなり、かつ強みにもなる。弱みとは、アセスメントの結果がアセスメントする人によって異なるので、結果の客観性がない点である。また、アセスメントがケアにも直結しているのでケア者によってケアの質にも影響すると言える。強みとは、アセスメントする人の感性によって、患者の無意識にあるスピリチュアルペインやニーズをすくい上げることが可能になる点である。アセスメントは会話（対話）で行われるので、不明な点は聞き返すことが可能である。そこから言葉にならなかった心の底にあるスピリチュアルな問題をすくい上げることができる。この点は質問紙などで採用している選択肢法（三択、五択など）が持たない強みである。

以上のように経験的方法は多くの利点を持っているので、その点を生かす仕方で用いることが重要である。

注

（1）日本スピリチュアルケア学会は二〇一三年九月スピリチュアルケアの専門職の認定を行った。スピリチュアルケアの専門職を認定した最初の学会である。

（2）Koenig, Harold G., *Medicine, Religion, and Health: Where Science and Spirituality Meet*, Templeton Foundation Press, 2008. ハロルド・G・コーニック『スピリチュアリティは健康をもたらすか――科学的研究にもとづく医療と宗教の関係』杉岡良彦訳、医学書院、二〇〇九年。

（3） Anandarajah, Gowri and Hight, Ellen, Spirituality and Medical Practice: Using the HOPE Questions as a Practical Tool for Spiritual Assessment. *American Family Physician*, 63(1), 81-89, 2001.

（4） このようなアセスメントは、スクリーニング（screening）と呼ばれる。入院受付の際、患者の宗教、教派、教会名などを尋ねる程度のものであった。この資料をもとに病院チャプレンが訪問し、患者の希望に添って牧師、ラビ、僧侶などと連絡をとった。

（5） Pruyser, Paul W., *The Minister as Diagnostician: Personal problems in pastoral perspective*, Westminster Press, 1976. ポール・プルイザー『牧師による診断』斎藤武、東方敬信訳、すぐ書房、二〇〇四年。

（6） 旭川医科大学医学部附属病院看護部編『看護診断のためのアセスメントポケットガイド』医学書院、二〇〇〇年。

（7） 藤村龍子責任編集『患者アセスメントマニュアル』照林社、一九九七年。

（8） 同上書、五一九頁。

（9） King, D. E. and Bushwick, B., Beliefs and attitudes of hospital inpatients about faith healing and prayer. *Journal Family practice*, 39(4), 349-352, 1994.

（10） 窪寺俊之『スピリチュアルケア学序説』三輪書店、二〇〇四年、末巻の付録資料2を参照。

（11） アセスメント（Assessment）が用いられることが多いが、インベントリー（Inventory）、ツール（Tool）、メジャー（Measurement）なども使われている。患者のスピリチュアルな問題を評価する点では共通している。

（12） O'Connor, T. S. J., Meakes, E., O'Neill, K., Penner, C., Van Staalduinen, G., Davis, K., Not Well Known, Used Little and Needed: Canadian Chaplains' Experiences of Published Spiritual Assessment Tools. *Journal of Pastoral Care and Counseling*, 59(1-2), 97-107, Spring-Summer 2005.

（13） Hood, R. W., The Construction and Preliminary Validation of a Measure of Reported Mystical Experience. *Journal for the Scientific Study of Religion*, 14(1), 29-41, 1975.

（14） Fitchett, George, *Spiritual Assessment in Pastoral Care: A Guide to Selected Resources*, Journal of Pastoral Care Publication, 1993, 33-34.

(15) Gleason, John J., The four worlds of spiritual assessment and care. *Journal of Religion and Health*, 38(4), 305-317, 1999.

(16) Anandarajah and Hight, Spirituality and Medical Practice.

(17) Koenig, H. G., *Spirituality in Patient Care: Why, How, When, and What*, Philadelphia and London: Templeton Foundation Press, 2007.

(18) Watson, Max, Lucas, Caroline, Hoy, Andrew and Wells, Jo, *Oxford Handbook of Palliative Care*, Oxford University Press, 2009, 750. この他、Hanks, Geoffrey W. C., Cherny, Nathan I., Christakis, Nicholas A., Fallon, Marie T., Kassa, Stein, Portenoy, Russell K. (eds.), *Oxford Textbook of Palliative Medicine*, Forth edition, Oxford University, 2010, 1405-1406でも紹介されている。

(19) Puchalski, Christin M., Restorative medicine. In: Cobb, Mark, Puchalski, Christin M., Rumbold, Bruce (eds.), *Oxford Textbook of Spirituality in Healthcare*, Oxford University Press, 2012, 203.

(20) LaRocca-Pitts, Mark, In FACT, Chaplains have a Spiritual Assessment Tool. *Australian Journal of Pastoral Care and Health*, 3(2), 8-16, December, 2009.

(21) Maugans, Todd A., The SPIRITual history. *Archives of Family Medicine*, 5, 11-16, 1996.

(22) Puchalski, C. M. and Romer, A. L., Taking a spiritual history allows clinicians to understand patients more fully. *Journal of Palliative Medicine*, 3(1), 129-137, 2000.

(23) Anandarajah and Hight, Spirituality and Medical Practice.

(24) King, D. E., Spirituality and medicine. In: Mengel, M. B. Holleman, W. L., and Fields, S. A. (eds.), *Fundamentals of Clinical Practice: A Text Book on the Patient, Doctor, and Society*, New York, NY: Plenum, 2002, 651-669.

(25) Koenig, H. G., An 83-year-old woman with chronic illness and strong religious beliefs. *Journal of the American Medical Association*, 288(4), 488-493, 2002.

(26) LaRocca-Pitts, Mark, FACT: Taking a spiritual history in a clinical setting. *Journal of Health Care Chaplaincy*, 15(1),

1-12, 2008.

（27） Hodge D. R., Spiritual assessment: a review of major qualitative methods and a new framework for assessing spirituality. *Social Work*, 46(3), 203-215, 2001.

（28） Neely, David and Minford, Eunice, Faith: spiritual history-taking made easy. *The Clinical Teacher*, 6, 181-185, 2009.

（29） アセスメント（assessment）には、収穫の評価結果に課税することが含まれている。そこから「課税、賦課、査定、評価、査定額、課税額、評価された価値」などの意味がある（『小学館ランダムハウス英和大辞典』小学館、一九七九年）。

■第六章■

〈信望愛〉法の可能性

——スピリチュアルヒストリー法の一つとして

要旨

スピリチュアルヒストリー法は一つのアセスメント法である。科学的根拠はないが、臨床医の日常体験の必要から生まれたものである。科学的スピリチュアルアセスメント法は利便性が悪く広く用いられるに至っていないが、スピリチュアルヒストリー法は患者のスピリチュアルな関心や背景を引き出す簡便な方法として広く用いられている。本稿で扱った〈信望愛〉法は、筆者の経験からつくったもので、新約聖書コリントの信徒への手紙一の一三章一三節を根拠にしたものである。「信」は、患者の信じている信仰や信念の有無を尋ねるものであり、「望」は患者の将来の希望や期待を尋ねるものであり、「愛」は患者が愛しているものや人からの愛の有無などを尋ねる方法である。患者のスピリチュアルな関心や背景を知るための利便性が高い方法として提案する。

キーワード：信、望、愛、ナラティブ、利便性

一　はじめに

1　スピリチュアルアセスメントの重要性

スピリチュアルアセスメントの重要性は、日増しに増大している。世界保健機関（ＷＨＯ）の健康概念の改訂案が社会的問題になって、日本でもスピリチュアルケアへの関心が高まった。医療の現場では患者のＱＯＬ（生活の質）を高める方法として、スピリチュアルケアは有力候補になっている。そのために多くの医療者、看護師、社会福祉士をはじめ、宗教学者、心理学者、社会学者、哲学者などがスピリチュアルケアやスピリチュアリティを研究しはじめている。

スピリチュアルケアの本質は、患者の人生の悩みや問題の解決を超越的存在との関係の中で模索するところにある。超越的存在とは、特定の神仏ではなく、個人の内にある神仏を指しているので、患者や利用者の宗教的立場が優先される。つまり、患者の生きる土台や拠り所を患者と一緒に探し出して、その人に適したケアを提供しようとするものである。そこで、その人にあったスピリチュアルアセスメントを現場が求めている。特に、スピリチュアリティが個人の内的世界の出来事であるために、そのアセスメントは多くの課題を抱えている。

スピリチュアルケアの必要性はＷＨＯの専門委員会報告書では早い時期に提案されていた。[1] ＷＨＯの専門委員会はこの報告書の中で、スピリチュアルケアを受けることを患者の権利として位置づけている。そこで、スピリチュアルケアが適切に行われることが必要となり、そのためのアセスメントが重要となる。複数のアセスメント法がすでに開発されている。例えば、Spiritual Coping Strategies Scale (SCS)[2]、Spiritual Health And Life Orientation Measure (SHALOM)[3]、Spiritual Health Inventory (SHI)[4]、Spiritual Health Locus of Control Scale[5]、Spiritual Involvement and Beliefs Scale-Revised (SIBS-R)[6]、Spiritual Meaning Scale (SMS)[7]、Spiritual Needs Inventory (SNI)[8]、World Health Organization WHO-QOL SRPB[9]などである。これらの方法の特徴はスピリチュアルペインやニーズを定量化することを目的にしていることである。そのために検査は厳密に実施されなくてはならない。例えば、調査実施前に調査票は倫理委員会の承認を得なくてはならない。実施に当たっては患者の承認を得なくてはならない。調査実施の環境も均一化しなくてはならない。調査後は結果をマニュアルに従った方法で整理しなくてはならない。以上のような条件が満たされる必要がある。本書の第五章で取り上げたように、Ｔ・Ｊ・オコナーらの研究によると、臨床現場ではスピリチュアルアセスメントは予想外に実用化が進んでいないという。[10]

欧米のスピリチュアルヒストリー法については、第五章で紹介したので参照いただきたい。本章では、スピリチュアルヒストリー法の一つとして筆者がチャプレンとして臨床で用いていた〈信望愛〉法について述べる。

欧米ではスピリチュアルヒストリー法として数種類のものが用いられているが、日本ではスピリチュアルヒストリー法はほとんど知られていない。そこで、本章ではスピリチュアルヒストリー法の概略をもう一度説明し、日本的方法の一つとして、〈信望愛〉法を提案する。

2 スピリチュアルヒストリー法の特質

スピリチュアルヒストリー法は、簡単な英語の単語の頭文字を用いてスピリチュアルアセスメントに必要な内容を代表させるものである。例えば、C・M・プハルスキとA・L・ローマーはFICA法を開発した。[11] FはFaith（信仰、あなたは何を信じていますか）のF、IはImportance（重要性）やInfluence（影響、あなたの信仰は健康を回復するのにどんな意味や影響力を持っていますか）のI、CはCommunity（共同体、あなたはどこかの教会や宗教団体に入っていますか）のC、AはAddress（告知、あなたは誰から病名を告げられましたか）のAなどである。このように短い単語を覚えていることで臨床場面では簡単に用いることができる利便性を持つ方法である。欧米ではこうしたアセスメント法がいくつも開発されている。[12]

スピリチュアルヒストリー法として現在欧米で使用されているものにはSPIRIT,[13] FICA,[14] HOPE,[15] FACT[16]などがある。これらの方法は個人のスピリチュアル史を明らかにすることを主なる目的とする。この方法の実施は、患者の了承や調査条件の整備などが必要であるスピリチュアルアセスメント法と比べて非常に簡便である。また、いつでもどこでもすることができる。そのために欧米では医師が個人的使用目的でつくったものが多いことが一つの特徴である。医師が患者のスピリチュアルな情報を得るためのもので、個人のスピリチュアルな生育史、スピリチュアリティの構成要素、ペインの種類などの情報を得るのが目的である。この方法で得られた情報を医療の補助資料として用いたり、場合によっては宗教家の援助を得るためにも用いたりする。

このような特質を念頭に置いて、本章では私の個人的経験に立った一つの方法を提案したい。私は、短い頭文字に要約された言葉をチャプレンとして臨床現場で用いていた。この方法は、厳密な意味で患者のスピリチュアルペインやニーズを定量化するための万全な方法ではないが、臨床現場で患者の「スピリチュアリティ史」を知る（情報収集）ためには簡便で有効性がある。ここで言う「スピリチュアリティ史」にはいくつかの構成要素がある。①患者の生育史、②ペイン、③ニーズ、④形成の過程、⑤文化的要素、⑥宗教団体との関係などを含む広い世界である。

二　〈信望愛〉法の紹介

1　鍵となる言葉について

ここでは「信望愛」（しん・ぼう・あい）という頭文字を用いるスピリチュアルヒストリー法を紹介する。この「信望愛」の背景や言語的意味について考察を加えたい。

「信望愛」は『新約聖書』のコリントの信徒への手紙一の一三章一三節にある言葉である。「それゆえ、信仰と、希望と、愛、この三つは、いつまでも残る。その中で最も大いなるものは、愛である」から取っている。(17) この言葉は使徒パウロが紀元五五年ごろ、ギリシャのコリントにある教会に送った手紙の中にある。この手紙の中でパウロは、神が人間に与える賜物について語っているが、その最後に「最も大切なものとして、信仰と希望と愛」を語っている。「信仰と希望と愛」は神が人間に与える賜物ではあるが、それ以上の意味を持っている。キリスト教信者の信仰のあり方を示すものである。神学者のR・B・ヘイズは、信仰と希望と愛はキリスト者の生活を特徴づけるものだと言って、「信仰はイスラエルの神に私たちが向ける信頼である」と述べている。(18) 希望は、「私たちが破壊された世が神によって正しい完全さで（ローマの信徒への手紙八・一八―三九）回復されるのを熱烈に望むことである。そして愛は究極的に神と一致することを予想させ、恵みによって今私たちに与えられ兄弟姉妹たちと分かちあっている」と述べている。[19]新約学者レオン・モリスは、信仰とは「神に信頼し、委託すること」であり、[20]希望とは「大いなる、自分の内に住む一つの現実であると分かることである」。[21]そして、「神は愛しておられる」[22]と述べている。愛とは神が私たちを愛していることを知ることであると言えよう。宗教改革者J・カルヴァンは、信仰とは、「神の聖なる御旨に関する認識であり、わたしたちは、宣教の働きを通じてこの認識を得るのである」[23]と言う。希望とは「信仰における忍耐にほかならない」[24]。愛は「他人にまで及んで行くのである。……愛が永続するものであって、現に教会をまもり育てて行く……愛には、人を義とする力もより多くある」[25]と言う。また、カトリックの聖書注解には、『信仰・希望・愛』は、人間を永遠の世界に結び付け、永遠の存在者たる神と人間との人格的一致をもたらすものである」[26]とある。この説明によれば、信仰・希望・愛がスピリチュアルな存在者たる神と人との人格的な関係を生み出す鍵だと解することができる。

以上三人の神学者とカトリック教会の解釈を概観した。これをまとめると表1のようになる。

①「信」は信頼、委託することである。また、目に見ることのできないものの認識であり、人と神との関係をつくる鍵。そして「信」には、信じる対象である「神」と信じる「内容」の聖旨(神の考え・命令)とがある。また、信じる対象は神であり、また、神に委託することである。

②「望」はなぜ望むのかの「理由」がある。いのちの本来的あり方が崩壊しているために望みを持つ(理由)。何を望むのか(内容)があり、「望」には信仰と忍耐(方法)が必要である。

表1　信望愛の意味

	ヘイズ	モリス	カルヴァン	カトリック註解
信	神への信頼	信頼、委託	神の聖旨の認識	神と人との人格的関係を生み出す鍵
望	状況(破壊された世)、神との関係回復への熱望	神の現実を知ること	信と忍耐	
愛	分かち合い	愛されている現実の認識	他者への働きかけ、人を育てる力	

③「愛」は他者への働きかけ、分かち合いである。また、自分が愛されている（愛の対象）こと、自分が他の人を愛する（愛の実行者）ことが含まれる。また、愛は人を生かす力である。

このような神学者のコメントの分析から、「信望愛」が持つ特徴が明らかになる。これ以上の聖書解釈的議論は本章の目的を超えるのでここではしない。スピリチュアルヒストリー法として「信望愛」を用いる時の患者のニーズの認識能力を高めることが目的である。

「信望愛」はキリスト教の聖書の言葉であるために、キリスト信者のみに適応されるものではないかとの懸念を持たれるかもしれない。しかし、「信望愛」は人間が人間として生きるための基本的条件を示している。つまり人間の基本的なスピリチュアルなニーズ（必要）があらわれているとも言える。私の経験では、キリスト教徒だけに限らず、人間が病、死、挫折、失敗などに直面したときのスピリチュアルなニーズ（必要）が、ここにあると実感している。この三つの頭文字は、患者のスピリチュアルヒストリーを知るための一つの道具として有効だと言ってよい。

2　メリットとデメリット

この方法を臨床で使う際に注意しておくことがある。次の三つである。

①情報収集

患者のスピリチュアルな世界の様子を知るものである。

②ペインおよびニーズの発見法

患者のスピリチュアルなペイン、ニーズ、生育史や文化的背景などを探る目的で用いる（アセスメント方法）である。

③ケア法

スピリチュアルヒストリー法を用いるとき、単に情報収集で終わってはならない。常に患者へのケアのための方法であることを頭に入れておくことが望ましい。スピリチュアルヒストリー法の本来の目的は、患者の全人的ケアのための補助手段であることである。その際、患者のスピリチュアルペインやニーズに応える方法をいつも念頭に置くことが重要である。自分自身がスピリチュアルケアをする場合もあるが、他のスタッフが行う場合もある。そこで、ケース・バイ・ケースで、誰が（who）、いつ（when）、どこで（where）、何をもって、どの方法（how）でペインやニーズに応えるのかを探る必要がある。患者のペインやニーズに病院の医療スタッフで対応できるかどうかを判断して、チームとしてスピリチュアルケアを提供することになる。

このスピリチュアルヒストリー法のメリットは、患者の特別の承諾を得る必要がなく、いつでもどこでも臨機応変に行うことができることである。[27] 臨床で必要な情報収集の際に重要なのは、患者の物語（ナラティブ）を引き出すことである。そのためには、患者との信頼関係形成が不可欠であり、医療者の誠実さ、思いやり、謙遜などが患者のスピリチュアルヒストリーを聴き出す重要な要因である。この方法は定量化を目的にするスピリチュアルアセスメント法と比べて、患者の時間的、精神的負担は軽い。しかし、弱点は、ペインやニーズを定量化するものではなく、必要な情報収集が主なる目的になることである。そして、その情報も断片的であったり、とりとめのない会話から必要な情報を収集することもある。そのために科学的客観性が担保されない。

三　〈信望愛〉法の実際

筆者が用いていたスピリチュアルヒストリー法としての〈信望愛〉法について以下、頭文字の順に説明する。

1 「信」

(1) 「信」のアセスメントの必要性

襲ってきた病や死に押しつぶされて、人生がまったく信じられなくなったと嘆く人がいる。「もうすべてのことが信じられない」「神も仏もいない」という訴えは、神仏への信仰や希望を失った嘆きである。「もうどうなっても構わない」という叫びは自分の人生設計が信じられなくなった嘆きの表現である。これらの嘆きや叫びは、すべてのことが信じられなくなった証左と言える。「裏切られた」「何も信じられない」「早く死にたい」「生きる意味がない」なども、信じるものを失った嘆きを示しているかもしれない。「信じるもの」があって、人生は安定し、将来に向かって進めるのである。そこで大切なのは、「信じられるもの」の再発見と「信じる能力」の回復が必要になる、ということである。そこに「信」の問題がある。

(2) 「信」の多様性

ここで「信」に代表される意味を挙げて説明する。

①信仰・宗教信仰（畏敬、信仰）

既存の宗教を持つ患者には、その宗教について尋ねる。キリスト教か、仏教か、神道か、あるいは新興宗教、土着の宗教、あるいは日本の風習（七五三、初詣など）への「信仰」か。

②信念・確信・自信（自信、自己肯定、確信）

既存の宗教を持たないが、非常に個人的な信仰を持つ人もいる。また、信仰の対象（神仏など）はないが、信念を持つ人もいる。その信仰や信念の内容を聞かせてもらう。その人の個人的物語（ナラティブ）を聞くことで、その人の人生を支えているスピリチュアリティが見える。

③信頼・信用

両親、恩師、友人を信じて、それを梃《てこ》にして人生を生きている人も多い。特に明確な宗教や信念は持たなくても、祖父や祖母を人生の手本、模範として、その生き方を自分の生き方にしている人も多い。そのような人の場合は、祖父、祖母の生き方を聞き出すことで本人の生き方を見いだすことができる。祖父母の生き方と本人の生き方が重なっているからである。

④運命への信頼

既存の宗教も個人的信念もないが、自分の運命への漠然とした信頼を持っている人もいる。運命の厳しさに直面しても必ず良いことも来ると信じるのは、運命への信頼と言える。

（3）「信」のアセスメント

スピリチュアルヒストリー法でのアセスメントは厳密な意味での評価ではない。どのような信仰や信念を持っているかを聞き出す方法である。次のような質問は「信」の内容を引き出す助けになる。

（　）内は解答の例。

①信じている宗教の有無

＊信じる宗教がありますか（キリスト教、仏教、その他）

＊どんなことを信じていますか（神仏、その他）

＊その信仰から何を得ていますか（元気、慰め、励ましなど）

②個人的信念

＊お墓参りや先祖の供養等をしていますか。仏壇などはありますか

＊個人的に信じているものはありますか

（「特定の宗教は持っていないが、毎朝、お陽様を拝んでいる」など）

＊どんなことを人生のモットーにしていますか（「一日一善を心がけている」など）

＊人生を支えている信念のようなものがありますか

（「人生には良いこともあれば悪いこともある」「つらい夜も必ず明け、朝はくる」など）

③誰か信頼（信用）する人はいますか

＊頼りになる人はいますか（両親、友人など）

＊誰を信頼（信用）していますか（両親、友人など）

（4）「信」へのケア──信じる力の回復

「信」へのケアで重要なのは、「信」の能力を見いだして、励まし、強めることである。また、そのために、「信」のケアで重要なことは三つある。「信」の対象、内容、方法の明確化である。

①「信」の対象を明確にする

スピリチュアルヒストリー法では、その人のスピリチュアルな世界の開示を助けることが大切である。「信」の対象として、「神仏」、「自分」、「他人」の三つがある。

信じる対象として神仏を持つ人もいる。信じる対象を明確にはできなくても、自分は人生（運命）を信じると告白する人もいる。また、両親や恩師などを挙げるケースもある。それらの人は信じるものがあるので危機を乗り切る力を得ている。

信じる対象を明らかにすることは大切である。見つけ出したらそれを強化することがケアである。

②「信」の内容を明確化する

「信じる内容」とは信仰の内容である。臨床では、信じる内容を明らかにすることが重要になる。例えば、キリスト教の「神」を信じている人でも、その神が「厳しい裁きの神」の人もいれば、「愛の神」の人もいる。特に人生の危機に直面したときには、それまでの神観が力にならないかもしれない。そこで、現状の中で神をどう認識しているかを明確化する必要が出てくる。また、「友人を信じていた」という人は、友人の何を信じていたのか。友人の言葉か、人格か、友情か、親切か。それを明らかにすることからケアが始まっていく。

③信じる能力を支持する

スピリチュアルヒストリー法は信頼する力の回復を目的にした補助手段である。信じる対象や内容が明確になった後は、それを強化することが重要である。成功体験は自信を強化するのに有益である。信じる力の回復の第一は、本人の考え、感じ、意見等がそのまま肯定されることである。例えば、患者の体験をしっかりと受けとめることで患者は人を信じられるようになる。このような体験は人格が認められたという実感となり、信じる能力を育てることにつながっていく。

信じる力を育てるために、まず、本人が信じられていることを体験できるように、寄り添い、本人のつらい物語に耳を傾ける必要がある。そうすることで自分を心にかけてくれる人がいることを体験する。

「信じる能力」を失った人は、挫折、失敗などの経験が原因であることが多い。その時には、その挫折、失敗の内容を聞かせてもらい、挫折体験のどこに回復の道があるかを探る。患者に共感し寄り添いながら、患者の語り（ナラティブ）を聞くことが重要である。物語を語ってもらうことで、失ったものが何かを意識化でき、信仰の力を回復することにつながっていく。

2 「望」

(1)「望」のアセスメントの必要性

「早くお迎えがくればいい、もう生きていても仕方がない」「先が真っ暗で不安だ」「この先、これ以上人に迷惑をかけたくない」と嘆き訴える患者がいる。自分の人生に「希望」が持てないことへの嘆きである。人は希望がなくなっては生きられない。また、人の重荷になることには耐えられない。たとえ、病を負って身体的苦痛や精神的苦痛があったとしても、明日への希望があれば、耐える力にはなる。

多くの患者は、病気になり身体的苦痛が襲い、死の接近を感じて深い挫折感、絶望感、虚無感にとらわれ、生きる希望を失う。つまり、患者の心は希望を奪い取られた状態になる。希望の回復、あるいは新しい希望の発見が必要である。

(2)「望」の多様性

「望」に代表される意味は広く、次のような言葉で示される。

①希望

死後の世界の希望がある。天国、極楽浄土などへの希望。

②期待

祖父母や両親など先に亡くなった人との天国での再会を期待。

③願望、欲望

死ぬまでにすませたいこと（財産整理や家族間の和解など）

④夢・幻

遠い将来の楽しみなど（孫の成長、世界平和実現、科学の進歩など）

⑤頼み

家族、医師に頼みたいこと、死後にしてほしいこと（遺体を献体する、密葬にしたいなど）

（3）「望」のアセスメント

スピリチュアルヒストリー法のアセスメントは患者の希望や期待などを聞き出して、その内容を明確化、言語化する方法である。希望などの内容は個人によって大きく差があり、かつ個別性が強い。患者の内面世界にかかわるものなので患者に十分語る時間を準備する必要がある。

①希望

＊死後の世界に希望を持っていますか（天国、極楽浄土など）

＊神様や仏様に何を希望しますか（私が死んだあと、家庭を守ってほしい）

②期待

＊人生に期待していることがありますか（みんなが平和に暮らせること）
＊これからどんなことがあったらいいと期待していますか（痛みが和らぐこと）
③願望、欲望
＊死ぬまでにすませたいこと（完成させたいこと）などありますか（仕事の完成）
④夢・幻
＊将来の楽しみなどありますか（家族旅行）
＊将来の夢などありますか（両親の墓参り、天国での親しい人との再会）
⑤頼み
＊家族、医師に頼みたいことなどありますか（死後のこと、財産分割など）
＊誰かに頼んでおきたいことなどありますか（葬儀のことなど）

このアセスメントで留意すべきことが二つある。時間性と関係性である。

時間性。「望」は一般的に過去、現在、未来がかかわる。つらい苦しい悲しい過去があり、現在の思いがあり、未来への希望がある。過去、現在、未来の時間系列の持つ意味の大切さを心にとめておくとよい。

関係性。「望」は個人的事柄もあるが、自分にかかわる集団、社会などにもかかわることもある。人間関係にかかわるものが多いので、患者の人間関係について語ってもらうことがよい。

(4)「望」へのケア——希望や期待などの回復

「望」のケアでは患者の希望や期待などを回復することが大事である。スピリチュアルヒストリー法の基本的方法は回想法である。この回想法を有効に用いることは賢明である。

「望」へのケアで回想法を用いる場合、患者の最も輝いていた時期を回想してもらうとよい。輝いていた内容、それにまつわる事柄など具体的に回想することで、当時の感動がよみがえる経験をする。(28) 本人が自信や自己肯定感を取り戻すきっかけになれば、ケアとして有効だと言える。

「望」は大きなテーマを考えがちであるが、小さなものでよい。草花を育てること、途中まで描き上げた絵を完成すること、生まれた故郷を訪問することなど、非常に些細なことでもよい。また、孫の成長、事業の成功、友人の訪問、死後の両親との再会など。患者の夢や願望を育てて、生きる力になるケアを行うことがスピリチュアルヒストリー法の目的である。

「望」の喪失には、その背後に厳しいつらい現実があることが多い。そこで患者の人生物語を引き出す際には、患者の魂のニーズ、ペイン、不満、怒りが表出される。それをしっかりと受けとめながら、患者に語ってもらうことが重要である。

3 「愛」

(1) 「愛」のアセスメントの必要性

「もう私のことなど誰も愛していない」「人生は結局ひとりぼっちだ」「寂しい」と嘆く患者が多い。現代社会の忙しさや個人主義的価値観は、重篤な患者や病人には、孤独や寂しさをもたらすものである。それは愛の飢えを与えている。欧米のスピリチュアルヒストリー法には、ここでの「愛」に相当する項目はない。私は臨床の場でこの「愛」が重要な働きをしていると感じている。特にスピリチュアルケアの目的が「癒やし」であることを考えると、「癒やし」をもたらす最大の力は「愛」にあると考えている。この「愛」への気づきを引き出して、ケアにつなげることが最大の課題である。

(2) 「愛」の多様性

①愛・愛情・友情

「愛」には、神の愛や両親の愛情、友人の思いやり、いたわり、配慮、他者に気にかけられている、祈られているなどが含まれる。

②思いやり・いたわり

患者は重篤な病気や死の危機に襲われると、人々の関心や関係から取り残されたと感じてしまい、不安、恐怖、孤独、虚無感に襲われた状態になる。「愛」は思いやり、いたわりなどのかたちであらわれる。

③善意・好意、関心

「愛」は人の善意、好意、関心というかたちでも表現される。言葉や行為という目に見える行為だけではなく、見えない善意にも愛の表現がある。

(3)「愛」のアセスメント

スピリチュアルヒストリー法のアセスメントは患者の愛の認識を明確化、言語化する方法である。その際、大切なことが三つある。①患者が愛されているという「認識」の有無、②「誰」から愛されているのか、また誰を愛しているか、③愛の「内容」を明らかにする（アセスメントする）。この三つのことに注意しつつ、具体的アセスメントは次のようになる。[29]

①愛・愛情・友情

*神や仏の愛や慈悲を感じていますか

*神仏を愛していますか

*両親の愛情を感じたことはありますか

*両親の愛情をどんなときに感じましたか

＊誰かを愛していますか
＊心から愛している人がいますか

②思いやり・いたわり
＊誰かから思いやりを受けたことはありませんか。その時どんな気持ちでしたか
＊人から優しくされた経験はありますか
＊困ったときに助けられたことなどありませんか
＊誰かのことを心配していますか

③善意・好意
＊善意や友情を感じたことはありますか
＊人の好意に感激したりしたことはありませんか
＊誰かを助けたことがありますか

④関心
＊人から関心を持ってもらったことはありませんか

（４）「愛」へのケア——愛の能力を取り戻す

不安、恐怖、孤独、虚無感に襲われている。それは人々の愛を失った状態である。ここで重要なのは「愛」には自分が愛する主体である場合と愛の対象となる二つのケースがあるということである。

自分が愛の客体である場合、例えば、両親、兄弟姉妹、友人から愛されたことはないか。神仏、運命からの不思議な配慮を感じたことはないか。過去の人生を振り返る（ナラティブ）ことがケアでは大切である。愛の客体になっていた場合、多くの人の善意、親切、苦労があったことに気づくように促す。つまり、患者の意識のないところにも目に見えない善意があったことに気づくようにすることである。また、人間は自然の摂理や法則の中で生きているということや、自分の意識を超えたものの中で人生は営まれているということに気づくと、新しい世界が開かれていく。

本人が愛する主体になっている場合がある。一人娘を事故で失った父親が寂しさや虚しさを訴えたとき、それを「愛」の問題として認識することがアセスメントである。愛する娘を失うことは「愛する対象」を失うことである。人を愛することは、自分の存在価値を認識する方法である。愛する対象があることは、自分の価値を確かめるために非常に重要である。愛のケアでは積極的に愛するものを見つけ出すように援助することが大切である。

4　患者の物語（ナラティブ）を引き出す

以上、「信望愛」によるスピリチュアルヒストリー法について述べた。「信愛望」という三つの頭文字を軸にして患者の物語を紡ぎ出すのである。それぞれの言葉は幅のある内容を持っている。したがって、アセスメントする人が、自分の中でイメージを広げることが望ましい。患者・家族に寄り添いながら、その人の「信望愛」を掘り起こしてエンパワーすることが臨床現場では助けになる。

繰り返しになるが、「信望愛」について形式的に尋ねるのはあまり意味がない。むしろ、信頼関係を第一に心がけることが大切である。信頼関係が患者の物語（ナラティブ）を引き出す動因になる。そこから①患者の悩み、課題、苦痛、疑問などを探り、②寂しさ、孤独、不安、恐怖など心理的要因を探り、③「信望愛」の内容を探り出すことができ、スピリチュアルケアにつなげることができる。臨床現場では患者の物語を引き出すことにケア者の力量が試される。ケア者の人格的温かさやスピリチュアルな感性、人間への深い洞察や理解などが、物語を引き出して、それがスピリチュアルケアにつながっていく。

四　むすび

ここに述べた〈信望愛〉法は、欧米で用いられているスピリチュアルヒストリー法に学んでつくられた日本版スピリチュアルヒストリー法である。これは私の個人的体験に立つ方法であって科学的に実証されていない。これは欧米の方法でも同じである。私自身の個人的方法で患者との会話を活性化させて、患者の魂の遍歴を知る方法である。今日、医療、看護、介護、教育の場で、魂の苦痛を積極的に受けとめてケアすることが強く求められている。確かにスピリチュアルアセスメント法はいくつもつくられたが、臨床現場では実用化されていない。しかし、スピリチュアルニーズがあることは臨床現場では明らかである。そこで、ここで述べたようなスピリチュアルヒストリー法を使うことは、患者のスピリチュアルペインやニーズを明確化する手段になりうる。ここで述べた〈信望愛〉法は患者の魂の問題を知る一つの方法としては有効である。スピリチュアルヒストリー法を用いてスピリチュアルケアにつなげてほしいと願っている。

注

（1） WHO Technical Report Series No. 804, Cancer pain relief and palliative care, 1990.「世界保健機関専門委員会報告804号」。世界保健機関編『がんの痛みからの解放とパリアティブ・ケア――がん患者の生命へのよき支援のために』金原出版、一九九三年、五頁。

（2） Baldacchino, D. and Buhagiar, A., Psychometric evaluation of the Spiritual Coping Strategies scale in English, Maltese, back-translation and bilingual versions. *Journal of Advanced Nursing*, 42(6), 558-570, 2003.

（3） Fisher, J., Developing a spiritual health and life-orientation measure for secondary school students. In: J. Ryan, V. Wittwer and P. Baird (eds.), *Research with a regional/rural focus: Proceedings of University of Ballarat Annual Research Conference, 15 October 1999*. Victoria, Australia; University of Ballarat, 1999, 57-63.

（4） Highfield, M. F., Spiritual health of oncology patients: Nurse and patient perspectives. *Cancer Nursing*, 15(1), 1-8, 1992.

(5) Holt, C. L., Clark, E. M. and Klem, P. R., Expansion and validation of the spiritual locus of control scale: Factor analysis and predictive validity. *Journal of Health Psychology*, 12(4), 597-612, 2007.

(6) Hatch, R. L., Burg, M. A., Naberhause, D. S. and Hellmich, L. K., The Spiritual Involvement and Beliefs Scale: Development and testing of a new instrument. *Journal of Family Practice*, 46(6), 476-486, 1998.

(7) Mascaro, N., Rosen, D. H. and Morey, L. C., The development, construct validity, and clinical utility of the Spiritual Meaning scale. *Personality and Individual Differences*, 37, 845-860, 2004.

(8) Hermann, C. P., Development and testing of the spiritual needs inventory for patients near the end of life. *Oncology Nursing Forum*, 33(4), 737-744, 2006.

(9) WHOQOL SRPB Group, A cross-cultural study of spirituality, religion and personal beliefs as components of quality of life. *Social Science and Medicine*, 62(6), 1486-1497, 2006.

(10) O'Connor, T. S. J., Meakes, E., O'Neill, K., Penner, C., Van Staalduinen, G., Davis, K., Not Well Known, Used Little and Needed: Canadian Chaplains' Experiences of Published Spiritual Assessment Tools. *Journal of Pastoral Care and Counseling*, 59(1-2), 97-107, 2005.

(11) Doyle, Derek, Hanks, Geoffrey W. C. and MacDonald, Neil (eds.), *Oxford Textbook of Palliative Medicine*, Oxford University Press, 1993, 1407.

(12) Ibid., 1406. McSherry, Wilfred and Ross, Linda A. (eds.), *Spiritual Assessment in Healthcare Practice*, M&K Publishing, 2010, 99.

(13) Maugans, Todd A., The SPIRITual history. *Archives of Family Medicine*, 5, 11-16, 1996.

(14) Puchalski, C. M. and Romer, A. L., Taking a spiritual history allows clinicians to understand patients more fully. *Journal of Palliative Medicine*, 3(1), 129-137, 2000.

(15) Anandarajah, G. and Hight, E., Spirituality and Medical Practice: Using the HOPE Questions as a Practical Tool for Spiritual Assessment. *American Family Physician*, 63(1), 81-89, 2001.

（16）LaRocca-Pitts, M., FACT : Taking a spiritual history in a clinical setting. *Journal of Health Care Chaplaincy*, 15(1), 1-12, 2008.

（17）『聖書　新共同訳』日本聖書協会、二〇一二年。

（18）Hays, Richard B., *First Corinthians: Interpretation: a Bible Commentary for Teaching and Preaching*, John Knox Press, 1997. R・B・ヘイズ『現代聖書注解　コリントの信徒への手紙1』焼山満里子訳、日本キリスト教団出版局、二〇〇二年、三七三―三七四頁。

（19）同上。

（20）Morris, Leon, *Tyndale New Testament Commentaries, The First Epistle to the Corinthians*, Inter-Varsity Press, 1958. レオン・モリス『ティンデル聖書注解　コリント人への手紙第1』村井優人訳、いのちのことば社、二〇〇五年、二二五頁。

（21）同上書、二二六頁。

（22）同上。

（23）Calvin, Jehan, *Commentaires de Jehan Calvin sur le Nouveau Testament, Tome Troisieme*, Librairie de Ch. Meyrueis et Compagnie, 1855, 269-516.『カルヴァン新約聖書註解Ⅷ　コリント前書』田辺保訳、新教出版社、一九六〇年、三一一頁。

（24）同上。

（25）同上。

（26）フランシスコ会聖書研究所訳注『聖書　原文校訂による口語訳パウロ書簡第二巻　コリント人への第一の手紙　コリント人への第二の手紙』中央出版社、一九六三年、一三三頁。

（27）一般にアセスメント質問用紙を用いる方法は、患者と面会して質問する前からいろいろの準備が必要である。まず患者の承諾の確認から始まる。また、アセスメント用紙は病院の倫理委員会での承認を受ける必要がある。そして、スピリチュアルアセスメント用紙では質問項目を追うかたちでアセスメントが行われるので、肉体的衰弱や精神的集中力を失った人には負担が大きすぎる。質問項目が患者に理解しにくいときなどがあり、患者にとって精神的負担になる。

(28) この回想法は時によると自慢話に聞こえることもある。自慢話の裏に深い劣等感や自信喪失があることもある。したがって、自慢話でも、自尊心、自信、自己肯定感を取り戻すことにつながり、癒やしにつながっていくことがある。スピリチュアルケアの目的は「癒やし」であることを考えると、自慢話であっても、そこに「癒やし」が見られるならば、それは有益に働いていると考えてよい。時には自慢話が非現実的になることもあるが、異常な妄想にならないように注意する。

(29) 「愛」のアセスメントで注意する点は、「愛」には二つのことが含まれていることである。本人が愛されていることの認識の問題と、本人が人を愛する体験の問題である。キリスト教では特に、他者への愛を重視している。ヨハネの手紙一　四章一一節「神がこのようにわたしたちを愛されたのですから、わたしたちも互いに愛し合うべきです」。

■第七章■

「スピリチュアリティとは何か」をあらためて問う

要旨

「スピリチュアリティ」にかかわるテロ事件や医療拒否などを視野に入れて、その本質を明らかにすることを目的にした。「スピリチュアリティ構造」モデルを仮定して、「スピリチュアリティ」の構造を「スピリチュアリティ認知能力」「スピリチュアリティ触発媒体」「スピリチュアリティ経験」「スピリチュアリティ本体」「スピリチュアリティ世界」として、その本質を意味論的に分析解明してきた。構造全体をあらわす「スピリチュアリティ世界」は、「想像（空想）」「気づき」「信仰」「解釈」「主観」の世界であることを明らかにした。この「スピリチュアリティ世界」は人を慰め励ます積極的側面があると同時に、人を傷つける消極的側面もある。「スピリチュアリティ」の「負の部分」は「スピリチュアリティ本体」が持つものではなく、「スピリチュアリティ」を使う人間の問題である。「スピリチュアリティ本体」は想像や空想の世界なので、想像者の願望、欲望が投影されることもある。想像者の精神状況によって建設的、平和的、利他的にもなり、逆に破壊的、反抗的、自己中心的にもなる。「スピリチュアリティ」の臨床倫理的視点（倫理学）からの研究が必要である。

キーワード：スピリチュアリティの「負の部分」、「全体構造」、「性質」、「臨床倫理学」、健康なスピリチュアリティ

一　はじめに

人間のスピリチュアリティへのケアがヒューマンサービスでは必要だと言われている。スピリチュアルケアが医療、看護、介護、教育などの領域で問題になり、既存のケアのあり方に新たな視点や価値観を与えている。このような主張は既存のヒューマンサービスを深め、より人間の本質に触れるケアの実現に意義を持つと期待されている。

スピリチュアリティを人間の心理的側面より深い魂の部分として理解することで、重篤な病や人生の苦難や不条理な苦しみを抱える人の生きる目的や意味を見つけ出すケアにつながっていくと言われている。患者に寄り添いつつ患者のスピリチュアリティを支え強化することがケアの目的になっている。このような患者の「スピリチュアリティ」を支え強化するというスピリチュアルケアの思想の根底には、「スピリチュアリティ」自体を「善なるもの」と積極的に受けとめる価値観が見て取れる。

これに対して櫻井義秀は宗教社会学の立場から現代のスピリチュアリティ文化を批判して、スピリチュアリティの「毒の部分」の研究が不足していると指摘している。(1)櫻井の批判を箇条書きに紹介すると以下である。

①個人の癒やしだけが強調されるスピリチュアリティの理解は危険をはらんでいる。社会学的・

組織論的考察が重要である。

②体験主義的なスピリチュアリティ論は、人間社会を破壊することを救済と信じ込ませる危険性を持っている。(2)

③現在のスピリチュアリティ研究は当事者の精神性を重視する視点が強い。そのため、個人の人権、自由選択、自律性が強調され、結果的にはカルト的行動を認めてしまうことになる。この問題点の解決には社会秩序という視点を介入する必要がある。(3)

④スピリチュアリティは当事者の経験を絶対化する倫理を生みやすい。そのため、「当事者性を最大限尊重するのであれば、脱会カウンセリングという介入や社会復帰支援という措置は表面的には矛盾してしまう(4)」。

櫻井の指摘のように、今日話題になっている「スピリチュアリティ」や「スピリチュアルケア」は終末期医療や死の臨床、グリーフワーク、高齢者福祉などで主張されたために、ケアの目的が心の安寧や個人らしさを確保する援助になっている。特に、終末期患者に対して現代医療では治療中心の医療が行われて、患者の肉体的・精神的苦痛が増加する結果になっていた。そのような医療の弊害に対して患者本位の医療、生命の質を高める医療が主張されて、その中でスピリチュアルケアの必要性が語られてきた。また、現代的ホスピスの創始者シシリー・ソンダース医師が患者へのスピリチュアルケアを重視したので、個人の体験的スピリチュアルケアが主流になった。このような状況の中ではスピリチュアリティが持つ「負の側面」への認識が薄かったことは否めない。

本稿の目的は、以上のような背景を踏まえて、「スピリチュアリティとは、そもそも何か」を意味論的に明らかにすることである。ここでは、そのために「スピリチュアリティ認知能力」「スピリチュアリティ触発媒体」「スピリチュアリティ本体」「スピリチュアリティ世界」の五つの概念をもとにした「スピリチュアリティ経験」「スピリチュアリティ構造」モデルを提案したい。その上で「スピリチュアリティ世界」が「想像の世界」「気づきの世界」「信じる世界」「解釈の世界」「主観的世界」であることを明らかにする。そうすることで櫻井が指摘する「毒の部分」はどこから来るのかを明らかにできると考える。また、結果として「スピリチュアルケア」の臨床的方法を明らかにできると考える。

二　スピリチュアリティの定義

ここではがんの終末期医療でスピリチュアルケアの必要を語っている文章を紹介する。

①「世界保健機関専門委員会報告804号」
「パリアティブ・ケアは、すべての人間の全体的な福利にかかわるため、パリアティブ・ケアの実

施にあたっては人間として生きることが持つ霊的な（spiritual）側面を認識し、重視すべきである。……これはパリアティブ・ケアに関するすべてのプログラムに組み入れるべきである[5]」。

②厚生労働省・日本医師会監修『がん緩和ケアに関するマニュアル』

「死に近づく過程では孤独感、疎外感、身近な人とのつながりを失うこと、そして身体機能や自律性を失うことなど多くの喪失を体験する。……とくに『自分は何のために生きてきたのだろうか、何を成し遂げてきたのか』という『人生、志なかば』との思いの強い患者に対してはスピリチュアルな痛めへのケアが必要である[6]。」

③窪寺『スピリチュアルケア学序説』

筆者もスピリチュアリティを積極的に評価し次のように定義してきた[7]。「スピリチュアリティ」とは、①人間に内在する生命維持機能であり、②生命が危機に直面して顕著に覚醒し、③生きる目的・意味や苦難の意味を、④神仏や超越者などとの垂直関係の中に見つけ、⑤生命の継続（維持）を助ける「癒し」の機能である。

筆者の理解を含めて、終末期医療では患者のスピリチュアルペインを緩和することをケアの目的としてきた。臨床現場で直面するスピリチュアリティ自体の消極的側面には触れられてこなかった。

三　人間とは何か

「スピリチュアリティ」とは何かを明らかにするには、まず「人間とは何か」という問いを問わなくてはならない。

人間は肉体的、社会的、精神的存在であることに加えて神秘的・宗教的事柄にもかかわる存在である。人間が持つ神秘的・宗教的事柄への関心等の特性を「スピリチュアリティ（霊性）」と呼ぶ。すべての人が知性、理性、感性などを持つように、「スピリチュアリティ」を生得的特性の一つとして持っている。「スピリチュアリティ」の特徴は、人間が「生きる目的」「意味」、「生（誕生）」「死（生の終わり）」「死後」などの問題を抱えていることから顕著に生じている。この特徴を生得的に持っている理由は、人間は自分で選んでこの世に生まれてきたのではないことに由来している。気づいたときには生命が与えられていて、生きなくてはならない状況に置かれていた。そこから自分の「いのちの目的や意味」を知りたいという強い願望が生まれた。困難、悲惨な出来事に直面するとこの願望が強くなる傾向がある。それを「スピリチュアルニーズ」と呼んでいる。人生の目的や意味がわかると、それが生きる支えとなる。また、スピリチュアルニーズを持つ人間は、神や仏や宇宙の法則などによって自分の生命、存在が肯定され守られ愛されていると実感できることを求めている。また、人は今を生きるだけではなく、未来からの影響を受けて今を生きるのである。すべての人が明るい楽しい未来を求めている。このような明るい希望に満ちた未来はどこから来るか。日常的世界に求めることもあるが、それが絶たれたとき、人はスピリチュアルな世界に希望を見つけ出そうとする。人間は自分を超えるもの（神仏、超越的存在など）との関係の中で人生の目的や意味や未来の希望を見つけることを希求する存在である。

四　スピリチュアリティ（霊性）の本質

ここでは「スピリチュアリティ」とはそもそも「何か」を問う。

すでに「スピリチュアリティ」(spirituality)、「スピリチュアルニード」(spiritual need)、「スピリチュアルペイン」(spiritual pain)、「スピリチュアルケア」(spiritual care)、「スピリチュアルヒーリング」(spiritual healing)、「スピリチュアルアセスメント」(spiritual assessment)、「スピリチュアルディメンション」(spiritual dimension) などという語が多用されているにもかかわらず、「スピリチュアリティ」の本質や特徴などは自明ではない。(8) そこでスピリチュアリティ (spirituality) を英和辞典で調べると、「精神的であること、精神性、霊的（非物質的）な性質、霊性 (incorporeal or immaterial nature)、（思考・生活などに現れる）きわめて精神的な特徴・精神的傾向（気風）」などとある（『ランダムハウス英和大辞典』小学館）。この説明のように、一般的には「霊性」と訳されることが多い。「精神的であること」「精神性」をもう一歩進んで考えてみよう。「精神」とは国語辞典では「(物質・肉体に対して)心、たましい、知性的・理性的、能動的・目的意識的な心の働き。物事の基本的な心の動き」(『広辞苑』第二版補訂版、岩波書店)とある。精神性の「性」は「物事の性質・傾向」(『広辞苑』)とある。このことから「スピリチュアリティ」とは、物質的・肉体ではない「霊的な性質」や「精神的傾向」の意味となる。つまり「スピリチュアリティ」には不可視、非物質的・非肉体的、神秘的、内面的、深淵なものが意味されていることがわかる。

1 「スピリチュアリティ」と「精神性」

「スピリチュアリティ」が「精神性」を指しながら、「精神」そのものではない理由は、「スピリチュアリティ」には神秘的、宗教的ニュアンスが含まれる点にある。その意味で「霊性」という訳語には宗教的ニュアンスが示されている。「宗教的ニュアンス」には人間の次元を超える超越性、神秘性が意味されている。

例をあげて説明してみよう。「精神的性質や傾向」があれば、すべてが「スピリチュアルなこと」になるのか。例えば、美しい花を見て感動するのはスピリチュアルなことか。美しい花を見て感動するのは必ずしもスピリチュアルとは言い切れない。美しい花を見て感動するのは、確かに物質的なことではなく、精神的なことである。しかし、精神的であってもスピリチュアルとは言い難いのは、美しいという感情の中に超越性・神秘性が欠けているからである。仏像を見て手を合わせて拝むのはスピリチュアルなことか。澄み切った大空を眺めてあの先に極楽浄土があると想像するのはスピリチュアルなことか。スピリチュアルなことだ、との答えが多いだろう。その理由は、「手を合わせて拝む」という行為には、「拝む」という宗教的ニュアンスが含まれているからである。また大空の向こうに極楽浄土を想像することは、「極楽浄土」が想像されているので非常に宗教的である。スピリチュアリティにとっては、超越性・神秘性などの宗教的要素が不可決である。

2　精神性の「性」とは何か

ここでひとつの疑問が湧いてくる。「精神性、霊的な性質」という説明の中の「性」「性質」は、誰（主語）の性質を指しているのか。この疑問には少なくとも二つの解釈が考えられる。「仏像のスピリチュアリティ」を例にして説明しよう。一つの説明は次のようである。①仏像のスピリチュアリティ（精神性、霊性）は仏像自身が発するスピリチュアルな性質であると考えられる。仏像自体が高貴な姿をしてスピリチュアルな輝きを発しているのである。

これに対して、もう一つの説明は、②「仏像」が持つ性質ではなく、むしろ観察する人間の性質を指している、というものである。木片を刻んだ「仏像」に深い宗教性を読み取る観察者のスピリチュアルな性質（能力）を指していると解釈できる。仏像を見て単なる木片だと受けとめる人には少しもスピリチュアルなものには見えない。仏像に静謐《せいひつ》で高貴で崇高なものを見るのは、観察者のスピリチュアルな能力である。

もう一つ例を示そう。草花を見て感動したとする。それはどんな感動か。花の形、色、香りに感動したとすれば、スピリチュアルなことにはならない。しかし、そこに人間の能力を超える精緻で正確な法則性を見て、人間を超えた超越的・神秘的・宗教的力が草花を生かし輝かせていると受けとめたとき、それはスピリチュアルな出来事になる。つまり、観察者のスピリチュアルな能力（想像力）が草花の中にスピリチュアルな出来事を見たのである。この例でわかることは、観察者のスピリチュアルな能力（想像力）が物事の中に超越的・神秘的・宗教的意味を見いだすとき、その物事がスピリチュアルな事柄になるということである。「スピリチュアルなこと」があると言えるのは、観察者の認識にかかっているのである。

五　「スピリチュアリティ構造」モデル

前節で「スピリチュアリティ」（霊性）とは、観察者の超越的・神秘的・宗教的事柄を観る能力であると述べた。ここでは次のような概念を仮定して、「スピリチュアリティ」の構造を詳細に明らかにしていく。

① 人間の「スピリチュアリティ認知能力」
② 「スピリチュアリティ触発媒体」（例えば仏像、自然など）
③ 人間の「スピリチュアリティ経験」（畏敬、畏怖など）
④ 「スピリチュアリティ本体」（神仏、宇宙の法則など）
⑤ 「スピリチュアリティ世界」（認知能力、触発媒体、経験、本体が創り出す世界）

①③は「スピリチュアリティ構造」の人間にかかわるもの、②は人間のスピリチュアリティを触発する媒体であり、④は一般に神仏など超越的存在を指している。⑤は①から④までが創り出す超越的・神秘的・宗教的世界である。

① 人間の「スピリチュアリティ認知能力」

人間の「スピリチュアリティ認知能力」とは、仏像、自然、音楽などに触れたとき、超越的・神秘的・宗教的なものを感知し想像する能力である。例えば、自然を見ていると、無数のいのちが生きていて、それぞれのいのちを輝かせている事実に感動する。生物学的分析を超えて「いのち」を生かし輝かせている「超越的・神秘的・宗教的なもの」があると感じたとする。さらに「いのち」を支え育てている「意志、力」があると想像した。このような感性や想像性が働くことで、生物学的事柄の奥に超越的・神秘的意志や力が働いていると認知できる。このような能力を「スピリチュアリティ認知能力」と呼ぶ。この「認知能力」が機能することで人はスピリチュアルな出来事を認識できるのである。「認知能力」には個人差があって、能力の少ない人にはスピリチュアルなものが認知されにくい。また、同一人でも体調、心理的状況によって認知度に差が生まれてくる。

②「スピリチュアリティ触発媒体」

「スピリチュアリティ触発媒体」とは、私たちの「スピリチュアリティ認知能力」を刺激し覚醒させる媒体のことである。私たちを取り巻く自然、社会、家族、文化、芸術、歴史などあらゆる事象が「スピリチュアリティ触発媒体」となりうる。草花の美しさを見て超越的・神秘的・宗教的なものを認知するのは、「スピリチュアリティ触発媒体」が「認知能力」を刺激するからである。もちろん、「触発媒体」が単独で働くわけではなく、「認知能力」と共振するからである。そこには感動、驚き、驚嘆、歓喜などの感情が伴う。例えば、人体の生理学的働きの正確さや精巧さに感銘して人間の力を超えた神仏(あるいは超越的なもの)の配慮、計画、意志などを見たとすれば、それは人体の仕組みが「スピリチュアリティ触発媒体」として働いたと言える。

③ 人間の「スピリチュアリティ経験」

人間の「スピリチュアリティ経験」とは、神秘的・宗教的経験であるが、どのような経験だろうか。感動、感激、驚愕《きょうがく》、畏敬、歓喜、安寧などが考えられる。この「スピリチュアリティ経験」は普通の喜び、楽しみ、安らぎの体験とは異なり、どこか神秘的、宗教的な要因があり、深い畏敬、崇敬などが伴った感情として経験されるものである。人間の計画や力を超えたものの介入が感じられる経験である。

例えば、愛する人を失ったことで非常に深い悲嘆を味わったとする。その時、自分の生まれ育った故郷の海辺に立つと心が治まり癒やされる感じを持ったとする。昔も今も変わらず海辺に打ち寄せる波の音が、自分に優しく、温かく語りかけてくるように思える。この世には変わらないもの、人間の損得に無関係に流れているものがあることに気づく。その昔と変わらない自然の営みの中に自分もいることに気づくのである。自分は小さいが大きないのちの世界にいる自分に気づく経験は、スピリチュアルな癒やしの経験である。人間の力や願望や成功・失敗などすべてを包み込んでいく自然の営みに超越的・神秘的世界を見て取るからである。それは知性、理性を中心とした合理性だけでは説明できないような超合理的・神秘的・宗教的なスピリチュアルな体験である。

④「スピリチュアリティ本体」

「スピリチュアリティ本体」とは一般的には神や仏などを指すが、神も仏もそれ自身は目で見えず、触ることもできない。それ自体は客観的証明が不可能である。それにもかかわらず「本体」は神、仏などいろいろの名前が付けられている。[9] その理由は「スピリチュアリティ本体」は不可知だからである。ただ、既存の宗教がその宗派の特有の「本体」を示してきた。キリスト教では「神」と呼び、仏教では「仏」と呼び、イスラム教では「アラーの神」と呼んできた。その主張を客観的に否定はできない。本稿ではそれらの名前のどれも取らず「スピリチュアリティ本体」と呼ぶことにする。「スピリチュアリティ本体」が何を意味するか、すべての人が一致する説明はない。ここでは最小限の条件として人生の生死をつかさどり、生の目的や意味の根源となるものを指すことにする。また、人間のみならず、この宇宙に働く超越的・神秘的力の源を指していることにする。本稿ではこのようなものを「スピリチュアリティ本体」と呼ぶこととする。

⑤「スピリチュアリティ世界」

「スピリチュアリティ世界」とは、以上述べた四つの要因が創り出す超越的、神秘的、宗教的世界を指すことにする。「スピリチュアリティ世界」は知性や理性が創り出す合理的世界とは異なって、超合理的、包括的、総合的世界で個人の主観的想像的世界である。「スピリチュアリティ世界」は個人的で主観的でありながら、人間の生き方、判断の根幹をつくっている。

六 「スピリチュアリティ世界」とは何か

前節で「スピリチュアリティ」という言葉の構造を意味論的に明らかにしてきた。ここではさらに、「スピリチュアリティ世界」の本質と特徴について六点を明らかにしたい。

1 想像（空想）の世界

「スピリチュアリティ世界」は心に描く世界（想像・空想）でまったく客観的根拠を持たない。想像や空想は時間、空間を自由に動くことができる。想像力、空想力を持つ人間は、物語を想像したり、未知の世界を想像したり、他人の思いを想像できる。特に、人生の苦難や災難に直面して人知や人力の限界を感じたとき、人間の知恵や力を超えた「スピリチュアリティ世界」を想像してきた。そして、その「スピリチュアリティ世界」があると信じることが危機的状況を生き抜く助けになった。「スピリチュアリティ世界」の根本に想像力・空想力が働いている。

したがってまた、現実との乖離が起きやすい。「想像（空想）の世界」は自由に心に描く世界であり、想像を制限するものはない。「想像の世界」は現実を飛び越えるので、現実の生活に閉塞感や生きづらさを持つ人には安らぎや束縛からの解放感を与えてくれる。苦痛の多い現実から離れることで直面する苦痛から一時的に解放される。ここに「スピリチュアリティ世界」が持つ積極的側面がある。その反面、現実から逃避して想像（空想）に遊び、妄想に逃げ込む負の側面も起こりうる。「想像（空想）の世界」が現実から離れ、想像（空想）の世界だけを現実と思い込む危険性がある。(10) カルト集団やテロ事件の背後には、想像（空想）の世界だけが「善」で、他のものを「悪」として自分以外を排除する独善的、排他的傾向を見ることができる。スピリチュアリティの消極的側面である。

2　気づきの世界（認識）

「スピリチュアリティ世界」（出来事）を人間はどのように認識するのか。人は直接「スピリチュアリティ本体」（例えば、神仏）を認識できないが、「スピリチュアリティ触発媒体」（宗教的書物、音楽、絵画、自然など）を通じて「スピリチュアリティ認知能力」が顕著に覚醒し、「スピリチュアリティ経験」を持つことで、「スピリチュアリティ本体」が認識されるのである。私たちはいつも「スピリチュアリティ世界」を意識しているわけではないが、「スピリチュアリティ認知能力」は機能していて、特に愛する人との死別、挫折体験などをきっかけにして、心の葛藤、苦悩を経験する中である瞬間、窓が開いたように気づくのである。「神に出会う」「悟りが開ける」というような体験である。日常では閉ざされて気づかなかったが、突然扉が開いて、奥にある神秘的世界のすばらしさに「気づいた感覚」である。つまり、「スピリチュアリティ経験」は「触発媒体」が「認知能力」を顕著に覚醒することで超越的宗教的なものに「気づく」経験である。

以上のことを踏まえると「スピリチュアルケア」は、「気づき」への援助と言える。「スピリチュアルケア」は患者が自分の「スピリチュアリティ世界」に気づくことへの援助である。患者は日常生活でスピリチュアルなことなど強く意識していないかもしれない。しかし、終末期の患者のように死に直面して不安や恐怖に襲われたときには、患者の「スピリチュアリティ世界」への「気づき」を助ける援助が必要である。「スピリチュアルケア」では、患者とケア者が草花を一緒に眺めながら患者の「スピリチュアリティ世界」に気づくように援助したり、童謡や演歌（触発媒体）などを一緒に歌うことなどで援助する。そうすることで患者は自分の「スピリチュアリティ世界」に気づき、それが患者を支える力となっていく。

3　信じる世界

「スピリチュアリティ世界」は想像（空想）の世界、気づきの世界であることに加えて、「信じる世界」である。

「信じる世界」とは、気づいた出来事を合理的客観的証明ができなくても「ある」こととして「認める」行為で起きる世界である。人は気づいたものを「受け入れる」こともできるし否定もできる。例えば、目の前で交通事故が起きたが、自分に危害がなかった場合、一瞬神様が助けてくださったと感じたとする。しかし、日がたつうちに、事故のことは遠くなり、神様に助けられたという感覚は消えて、神はいないという実感に戻ってしまうかもしれない。しかし、間一髪で命が助かったことで神に助けられたと心から神の加護に感謝して神を心から信じる人もいるかもしれない。前者は神様がいると瞬間的に感じたけれども、一時的経験で終わった。後者は神の客観的証明ができないにもかかわらず「ある」と信じたのである。神の存在を客観的に証明できないけれども、「信じること」で「神の存在」が個人の内的事実となっていく。個人の「内的事実」にするのが「信じる行為」である。

信じた事柄が「内的事実」となることで本人自身には一つの新たな局面が生まれてくる。例えば、一瞬感じた神の助けがもとで神が個人の「内的事実」となり、人生の目的や意味に目覚めたり、より優しい人、より忍耐深い人になれば、個人の「内的事実」が客観的に現実化したと言える。「信じる神」は、客観的証明はできないが、人の心を動かす力となり人格を変えたという事実で「客観的現実」

となる。

「スピリチュアリティ世界」は、「信じる」ことで現実になるが、「信じること」自体に難しさがある。なぜ、信じることは難しいのだろうか。その最も大きな理由は、五感で確かめられないものを信じて、自分の一生をそれに任せることになるからである。例えば「神を信じた」とする。「神様が助けてくださる」と信じたが病気が快方に向かわなかった。「信じたこと」が裏切られたと感じるかもしれない。また、「信じること」は生きる基盤や人格と深くかかわっている。そのために信じることには躊躇《ちゅうちょ》が伴うものである。私は「神を信じている」と言ったことに対して、誰かが「神はいない」と言った場合、「神を信じている」と言った人は自分の人格が否定されたと感じるかもしれない。事実は人格が否定されるのではなく、その人の信仰（内容）が否定されたのに、人格が否定されたと感じてしまう。「信じること」が否定されることで自分自身が否定されたと感じ不安や怒りを持つこともある。このような現象は、人格と「信じる」ことが密接につながっていることを語っている。信じる内容が人格の中核にあって支えているのである。「スピリチュアルケア」ではケアする人と患者との信頼関係が重要な要因であるのはこの点による。

「スピリチュアルケア」の一つの働きは患者の「信じる世界」への援助である。患者の「信じる世界」の明確化や強化、さらに修正が「スピリチュアルケア」の目的になる。しかし、それはなかなか容易な働きではない。「スピリチュアルケア」では宗教的教義を教えたり強制したりせず、患者自身が自分の「スピリチュアリティ世界」に気づき、修正することを援助するものである。その意味で「スピリチュアルケア」には、愛や忍耐が求められる。

4 解釈の世界

「スピリチュアリティ世界」は解釈の世界である。「スピリチュアリティ世界」は客観的に証明できないために個人の解釈や理屈づけが通されることが起きる。解釈や理屈を付ける場合、「自分に都合の良い解釈や理屈づけ」をして自分の願望の充足の手段とすることもある。例えば、入院を嫌っていた患者は、自分は神だから入院は必要ないと主張した。この主張はまったく合理的ではない。患者は「神」というスピリチュアルな権威をもって理屈づけをして自己の解釈を通そうとしている。ここには患者の欲望や願望が入った「スピリチュアリティ世界」を観ることができる。このような患者への「スピリチュアルケア」では、「スピリチュアリティ世界」が患者にとって有害なもの、損害を与えるものになっていないかを判断することがケアする者に求められる。

5 主観的世界

「スピリチュアリティ世界」は、本人が思うこと、感じることを大切にする主観的世界である。高貴な仏像を眺めていると心の緊張がほぐれて心が軽くなるのは、スピリチュアルな世界に触れたからである。クラッシック音楽を聞きながら、深く傷ついた魂が音楽の純粋さや完全性によって癒やされることもある。「スピリチュアリティ世界」は非常に個人的主観的世界である。主観的体験は本人の体調、気分、生活環境によって影響を受けやすい。重篤な病気になり病床にあるとき、夢の中に天使があらわれて「神の使いとなれ」と告げられたという経験が元気を取り戻す原因となった患者がいる。その一方、祖父が夢にあらわれて「早くこっち（死後の世界）に来い」と手を振ってくれたと言って、死への恐れから解放されて亡くなった人もいる。どちらのケースも客観性はないが、本人の主観的出来事がスピリチュアルな意味を持って、その後の人生に影響を与えたケースである。

しかし、このような主観的経験に立つ認識は「思い込み」に陥る危険性がある。「思い込み」とは「固く信じて疑わないこと」（『広辞苑』）である。「思い込み」は、いったん信じた思考や信仰内容に柔軟性が欠如していることを示す言葉である。そのために自分の間違いを修正できずに固く信じ続けることである。「スピリチュアルケア」の一つの役割は、患者の主観的思い込み、事実誤認、誤った解釈があれば、それがもたらす被害（損害）や危険に本人が気づくようにケアすることである。

例えば、健康な時、患者を支えてきた成功主義、業績主義、能力主義の価値観が、病気になった当人を苦しめているケースもある。病気になり入院し、人の世話になる自分が許せず自分を責めてしまうケースである。「思い込んだ」内容を修正、訂正、変更ができるように患者の不安や恐怖を取り除きつつ、患者自身が自分の「思い込み」に気づき、修正、訂正ができるように援助することが重要になる。

6 「スピリチュアリティ絆機能」
＝「スピリチュアリティ認知者」と「スピリチュアリティ本体」との連結機能

「スピリチュアリティ世界」は「スピリチュアリティ認知者」と「スピリチュアリティ本体」とを結ぶ「スピリチュアリティ絆機能」によって立ち上がる世界である。例えば、神仏という「スピリチュアリティ本体」は、人間の五感で認識できない世界である。しかし、その「認知者」と「本体」を結ぶのが「スピリチュアリティ絆機能」である。特に、この「絆機能」は「スピリチュアリティの信仰機能」によってもたらされている。例えば、人間の目に天国は見えないが、「スピリチュアリティ信仰機能」が働くことで天国が私たちの心の現実となる。その結果、現世の生活が厳しい生活でも、天国があると信じられると、苦しさの先に安らぎの世界があると期待できて厳しさに耐える力となる。ここに「スピリチュアリティの信仰機能」の積極的側面がある。積極的側面が機能すると人には慰めや希望を与えることができる。

七　スピリチュアリティの「負の部分」

以上「スピリチュアリティ」の積極的側面を主に見てきた。ここではスピリチュアリティの「負の部分」について触れる。イスラム教が絡む自爆テロ事件が、なぜ、起きるのか。なぜ、現代の医療を拒否して輸血を拒むのか。また、オーム真理教のように、なぜ、殺人事件が優れた頭脳を持つ人によって実行されたのか。その理由はどこにあるのか。

「スピリチュアリティ世界」は想像、空想が生み出したものであることはすでに述べた。にもかかわらず、「スピリチュアリティ世界」を信じると次のようなことが起きてくる。どのような「スピリチュアルな世界」を空想するかによるが、「スピリチュアリティ本体」こそ本当の世界であり、第一に尊敬されるべき世界であるという「スピリチュアリティ本体」第一主義という構造が生まれてくる。「スピリチュアリティ本体」(=神仏)が基本的であり、それ以外のものは二次的価値を持つと受けとめるのである。想像、空想された「スピリチュアリティ世界」が神秘的・宗教的権威を持つと、「スピリチュアリティ本体」が崇敬の対象、信仰の対象として立ちあらわれてくる。本来想像された神仏を客観的に検証する方法がないので、ここで「主客逆転」が起きてくる。「スピリチュアリティ本体」が「主」となり、人はそれに「従属するもの」に変質するのである。人間が想像したものが礼拝の対象、崇敬の対象として「畏れられるもの」となる。「スピリチュアリティ認知能力」者(人間)と「スピリチュアリティ本体」(神仏など)との「主客逆転」を起こすメカニズムがここにある。関根清三が宗教との付き合い方に注意すべきだと発言し、個人の倫理的責任を重要視したことは注目に値する。(11)

八　まとめ

本稿の目的は、「スピリチュアリティとは何か」を明らかにすることであった。これまで明らかになったことを三つにまとめてみたい。

(1)　「スピリチュアリティ世界」

「スピリチュアリティ構造」モデルを仮定して、「スピリチュアリティ」の構造を「スピリチュアリティ認知能力」「スピリチュアリティ触発媒体」「スピリチュアリティ経験」「スピリチュアリティ本体」「スピリチュアリティ世界」として、その本質を意味論的に分析解明してきた。そして構造全体をあらわす「スピリチュアリティ世界」は、「想像（空想）の世界」「気づきの世界」「信じる世界」「解釈の世界」「主観的世界」であることを明らかにした。

この「スピリチュアリティ世界」には人を慰め励ます積極的な面があると同時に、人を傷つける消極的な面があることがわかった。結果として、テロ事件や医療拒否、まじないへの依存など「スピリチュアリティ」の「負の部分」が見えた。しかし、その「負の部分」は「スピリチュアリティ本体」が持つものではなく、「スピリチュアリティ」を使って人をコントロールする人間の問題である。「スピリチュアリティ本体」に絶対的権威を持たせて、それに服従せよとする人の問題である。「スピリチュアリティ本体」は想像や空想の世界なので、想像者の願望、欲望が投影されることもある。想像者の精神状況によって建設的、平和的、利他的スピリチュアリティにもなり、逆に破壊的、反抗的、自己中心的スピリチュアリティにもなる。

「スピリチュアリティ」を何のために用いるのか（目的論）、どのように用いるのか（方法論）、誰が用いるのか（人材論）など、臨床的視点や倫理的視点（倫理学）からの研究が必要である。この課題は本稿の範囲を超えるが、臨床的・倫理的視点に立って「ケア論」の中で詳細に検討されるべきテーマである。今後、「ケア論」を中心にした「スピリチュアルケア」の幅広い議論が求められるであろう。できれば世界の平和、人権の確立、多様性との共存などの社会的課題にスピリチュアリティの思想が貢献できる道を模索する必要がある。今後の研究に期待したい。

(2)「健康なスピリチュアリティ」

キリスト教の信仰者にとっては、ここに述べた「スピリチュアリティ世界」は想像や空想と同じに扱われていて不満だったと想像できる。しかし、キリスト教を名乗ったカルト的集団をつくり集団自殺をするケースなどもある。また、偏狭的・独善的神を宣教して信者に忠誠や自己犠牲を強要する集団も出現している。キリスト教だけでなく、すべての宗教がここに述べたように独善的・排他的になる危険性を持っていることは否定できない。本稿は宗教的信仰を軽視することを目的とするものではない。まして宗教など無意味であるなどと言うものではない。むしろ健全な宗教のあり方について考えるヒントがここにある。その宗教が個人の欲望や我執から当人を解放し自由にできたか、また、神と人に対し謙遜にさせたか、社会の偏見や差別に立ち向かって積極的貢献をしたかが重要である。[12] 個人的癒やしに加えて、自分を謙遜に見直す機会となり、社会を変える貢献ができるとき、それを「健康なスピリチュアリティ」と言うことができる。今後、個人の癒やしと社会変革を含む「健康なスピリチュアリティ」とは何かという議論が求められている。

(3) 「スピリチュアルケア」の課題

以上の「スピリチュアリティ構造」と「スピリチュアリティ世界」が明らかになった。また、「スピリチュアリティ世界」の特徴として、「想像（空想）の世界」「気づきの世界」「信じる世界」「解釈の世界」「主観的世界」を明らかにした。最後に再び、人生の危機にある患者や家族への「スピリチュアルケア」の課題について考えてみたい。

まず、患者の痛みや苦しみに寄り添いつつ、患者の「スピリチュアリティ世界」を明確化し、強化するために「スピリチュアリティ認知能力」と「スピリチュアリティ触発媒体」と「スピリチュアリティ本体」への感性、想像性、信じる能力を強める援助が必要になる。目に見えない「スピリチュアリティ世界」を活性化させ、強化することで、新しい自己の見方や苦難の意味に気づくことにつながると考えられる。

次に、「スピリチュアリティ信仰機能」の活性化、強化が必要である。「信仰機能」を強化することで、「スピリチュアリティ本体」と患者との絆が生まれ築かれることで人生の意味や目的の基盤が出来上がる。また、「スピリチュアリティ本体」によって自分のいのちが肯定され受け入れられて、自分らしい人生を完うする助けになる。また、「スピリチュアリティ世界」への信仰は、自分の生の意味や目的を見いだす助けになるだけではなく、死後のいのちの希望を与えてくれるものである。

しかし、「スピリチュアリティ世界」は、想像、気づき、信仰、解釈、主観の世界であるので、患者のスピリチュアリティが一方的に主張されると危険性がある。そこで、ケアする者が本人を害したり損害を与えることがないように配慮することが求められる。スピリチュアルケアに携わる者の倫理観や責任意識が今後議論される必要がある。

「スピリチュアルケア」は、患者に寄り添いつつ、患者の「スピリチュアリティ」を強化するケアであると言われてきた。「スピリチュアリティ世界」の積極的側面と消極的側面のあることを心にとめて「スピリチュアルケア」に携わることが必要である。「スピリチュアリティ」が持っている可能性を今後広く見つけ出していくことが求められている。

注

(1) 櫻井義秀編著『カルトとスピリチュアリティ——現代日本における「救い」と「癒し」のゆくえ』ミネルヴァ書房、二〇〇九年、iv頁。
(2) 同上書、v頁。
(3) 同上書、二八九頁。

(4) 同上。
(5) 世界保健機関編『がんの痛みからの解放とパリアティブ・ケア――がん患者の生命へのよき支援のために』武田文和訳、金原出版、一九九三年、四八頁。
(6) 厚生労働省・日本医師会監修、がん緩和ケアに関するマニュアル改訂委員会編『がん緩和ケアに関するマニュアル』改訂第3版、日本ホスピス・緩和ケア研究振興財団、二〇一〇年、六二頁。
(7) 窪寺俊之『スピリチュアルケア学序説』三輪書店、二〇〇四年、五―八頁。
(8) 「スピリチュアルケア」(spiritual care) とは何かを「スピリット」(spirit＝息、風) をもとにした簡単な説明は、前掲、窪寺『スピリチュアルケア学序説』、五―七頁を参照。
(9) キリスト教では父なる神、子なる神、聖霊なる神の三位一体の神を唱えている。この考え方は客観的事実としては証明できない。けれども、この信仰を持つ人には、本人の生き方、生きる目的、死後のいのちなどの土台となる考え方である。
(10) カルト集団では集団内の幻想がリアリティとして受けとめられる傾向が強い。なぜなら、外部からの情報が入ってこないので幻想に気づく機会がないからである。
(11) 関根清三編著『宗教の倫理学』丸善、二〇〇三年、一六頁。
(12) マタイ七・一五―二〇には「すべて良い木は良い実を結び、悪い木は悪い実を結ぶ。良い木が悪い実を結ぶことはなく、また、悪い木が良い実を結ぶこともできない」とあり、良い木か悪い木かの判断は、木を見ただけでは判断できないが果実で判断できる、と言われる。この論理は、「スピリチュアリティ」の判断にも当てはまることである。超越的・神秘的な事柄を語る者に対して、スピリチュアリティの善悪の判断は困難であるが、そのスピリチュアリティを信じる人の生き方、社会との関係で判断できると解釈できる。

第Ⅱ部

第八章

スピリチュアルケアと自殺念慮者へのケア

一　はじめに

今日は、スピリチュアルケアと自死念慮者へのケアについてお話ししたいと思っています。ここには大きな二つのテーマがあります。「スピリチュアルケアとは何か」と「自死念慮者の問題は何か」です。どちらも大きなテーマです。特に、自死者が多くいるという事実は、私たちの心を痛めます。自死の理由は多様です。多くのケースでは苦痛からの逃避が理由です。それだけではなく、自分の名誉のための自死があり、他者を生かすために自ら進んで犠牲的自死を選ぶこともあります。例えば、金子みすゞは我が娘を夫から守るために自死を選んだと考えられています。このようなケースは今回は扱いません。むしろ、ここでは苦痛からの逃避のための自死のケースを扱います。

自死防止の方策はぜひとも見つけ出さなくてはなりません。自死防止の方策には、いろいろな方面からの支援が必要です。現在、充分な支援体制が立ち上がっていません。そこで私たちに求められているのは、自死の問題に真摯《しんし》に取り組むことだと思います。

最初に次の文章をご紹介したいと思います。

今日、私たちはもはやかつての時代のように、真理というものを、論議するまでもなくそこにある自明の財産であるかのように扱いうるとは考えていない。私たちが学んできたのは、つぎのことだった。それは、真理が不動のものとして、あらかじめ与えられているのではないこと。むしろ、真理は、それを探求することによって発見しようとする者にたいしてのみ開かれるということである。私たちが真理を、そのあるがままに捉えようと思うなら、私たちの側からも、それをもとめて献身していかねばならない。そのとき、真理は、私たちに向かって近づき、開かれるものとなるのである。真理を探求するものは、その探究のコミュニケーションに開かれていなければならない。彼が真理を発見するのは、他者とともに真理へ向かって出発する場合だけである。(1)

これはゴットホルト・ミュラーという神学者の言葉ですが、困難な問題に取り組むときの心構えを教えてくれます。

この文章は、「真理は、探求する者にのみ開かれる」と言っています。現代、自死予防を考えることは非常に困難な課題に取り組むことになります。例えば、自殺は悪だと言ったところで、自殺が減るようには思いません。また、経済的保障を整えただけでも自殺者は減らないでしょう。また、自殺しそうな人を精神科医に診てもらったからといって自殺率が下がるとは考えられません。自殺念慮者を救済する方法は、いろいろな問題が絡んでいるので総合的対策が必要でしょう。経済、家庭、教育などを含めた全人的支えが必要です。ミュラーの言葉に従えば、現状は自殺予防の方法が不動のものとして用意されていません。真剣に探すことが必要になります。ミュラーは、ただ、探求することで開かれていくのだと言っているわけです。この言葉を心にとめて今回の講演に進みたいと思います。

二　自殺をめぐる問題意識

私自身はこのスピリチュアルケアと自殺のテーマについて、以前『自殺予防の基本戦略』という本に論文を書いたことがあります[(2)]。その論文では、自死予防にスピリチュアルケアの視点は有益だということを書きました。スピリチュアルケアの視点は、いのちを新しい角度から見せてくれるので自死予防に有意義だと書きました。もちろん、それだけが十全な方法などとは考えていません。ただ、スピリチュアルケアという方法も一つの方法として有効だということを明らかにしました。

二〇一〇年の統計[(3)]によりますと、日本では一年で三万一六九〇人が自死しています。今回の講演は、その論文では十分に触れられなかった心理的狭窄《きょうさく》を中心にしながら、自死予防のためのスピリチュアルケアという視点の意味に触れてみたいと考えています。

1　統計から見る自死

(1)　自殺の原因

①健康上の問題　一万五八〇二人（四九・八%）、②経済・生活問題　七四三八人（二三・四%）、③家庭問題　四四九七人（一四・一%）、④勤務問題　二五九〇人（八・一七%）

この統計で自死者の半数が病で苦しんでいることがわかります。

(2)　就労環境

①無職者（一万八六七三人、五八・九%）、②被雇用者・勤め人（八五六八人、二七・〇%）、③自営業・家族従事者（二七三八人、八・六%）、④学生・生徒（九二八人、二・九%）

自死者の半数以上が経済的に困っています。

(3)　年齢

①五〇歳代（一八・八%）、②六〇歳代（一八・六%）、③四〇歳代（一六・三%）

この三つの年代では特に差異が見当たりません。しかし、最近の経済的事情から自死者は四〇歳代が多いとも言われています。

(4)　健康問題の内訳

①身体的病気　五〇七五人（三二・一％）、②うつ病　七〇二〇人（四四・四％）、③統合失調症　一三九五人（八・八％）、④アルコール依存症　三二七人（二・〇％）、⑤薬物乱用　四六人（〇・二八％）、⑥その他の精神疾患　一二四二人（七・八％）、⑦身体障害者の悩み　三六六人（二・三％）

自死者の半数近い人が精神的病を持っています。

この統計から、自死の原因は何かをまとめてみます。

①健康上の原因が多く、特に、うつ病の患者に多い

しかし、うつ病を持つ人がすべて自殺するわけではありません。精神的病は自殺の背景的要因の一つですが、自殺の直接的原因ではないということです。

②無職者が約五九％を占めている。無職で経済的基盤を持たない人が決定的に多い

このことから経済的基盤が弱いということは、自殺の背景的要因になっています。

ですから、自死者を減らすためには、精神的病を持つ人や経済的基盤の弱い人を減らすことは政治や文化の問題として大切な問題であります。しかし、現実の日本社会ではそこまで手が回らずに多く

の人が尊い命を自ら断つことになっています。

ここで、背景的要因を除くことができなくても、直接的原因に対処することで自死を減らすことができるのではないか考える必要が出てきます。

2 直接的原因としての「視野の狭窄」

自殺を研究する心理学者、精神科医はその直接的原因の一つに「心理的狭窄」があると指摘しています。自殺学者エドウィン・S・シュナイドマンは自殺には一〇の共通点があると指摘しています[4]。その一つが心理的「狭窄」(constriction)です。

(1) 心理的狭窄

ここで、心理的狭窄とは何かを明らかにしたいと思います。

(1) 心理的視野狭窄とは、周囲の人にしてみればさまざまな解決策が考えられるにもかかわらず、本人は自分の抱えた問題に対して残された唯一の解決策が自殺しかないと思い込むこと。

(2) シュナイドマンは「自殺を、精神病、神経症、パーソナリティ障害だけからとらえては、十分に理解することはできない。多少なりとも、感情や知的機能が一過性に心理的な『狭窄』(constriction)

に陥っているととらえるほうが、より正確に理解できる。狭窄の同義語として、『トンネル化』『焦点化』『狭小化』などがある。この状態に陥ると、いつもなら意識に上るごく普通の選択肢さえ思い浮かばなくなり、極端な二者択一的な思考、すなわち、ある特定のおよそ魔法のように素晴らしい解決策か意識の停止か、全か無か、白か黒かといった考えにとらわれきってしまう。人生における選択の幅がたった二つしかなくなり、極端に持ち札が限られてしまう」と述べています[5]。

(3) 精神科医の磯部潮は次のように述べています。「『絶望感』こそ『うつ』の自殺の危険因子であるという精神科医もいます。けれども、どれほど深く絶望していても、数日から一週間ほど経ち、その状況を少しでも違う観点で見られたら、あるいはその状況に対して開き直れたら、自殺の危険性はかなり減弱するでしょう。すなわち『うつ』によって『視野狭窄』がもたらされるときに『自殺』という危険性が高まると私は考えているのです[6]」。

以上のことから、自殺の原因にはうつ病などの精神疾患があると考えられますが、それは背景的原因で、直接的理由は「心理的狭窄」が起きているからだと考えられます。

つまり、自死に至る段階があることがわかります。

←　① 自死準備状態（うつ病などの精神疾患）

② きっかけ（嫌がらせを受ける、失恋する、事業に失敗するなど）
←　③ 心理的狭窄（生きていても仕方がないと考えること）
←　④ 自死行為（自ら生命を絶つこと）

このような段階を踏みながら自死に至ると考えられます。そこで、自死防止を考えるには、心理的狭窄について詳しく明らかにする必要が出てきます。

（2）狭窄の種類

自死に導く心理的狭窄の可能性は一つではありません。この状態は危険な状態ですから、自死予防のために詳しく見てみましょう。ここでは心理的狭窄を五つ取り上げてみます。

(1)　関心事の狭窄

自分の身近なことにしか関心がなくなる。他人のことに無関心、周囲との心理的断絶、自分の苦難や苦しみ、目先のことだけに関心が集まってしまう。それ以外のことに関心が薄れてしまう。また、それ以外のことはどうなってもいいと思えてしまう。

「何を見ても心が感じない」

「何をしても面白くもおかしくもない」
(2) 未来の可能性の狭窄
苦痛がいつまでも続いていくと感じる、未来が暗闇に感じられる。明日という日が信じられなくなってしまう。

「自分は絶対に良くならないと思う」

「仮に治ったとしてそれでどうなるというのだ」
(3) 関係性の狭窄
人との関係が薄くなり絶えてしまう。他人が遠くに感じられ、消えてしまう。孤独感に占領される。一人取り残された感じになる。

「ひとりぼっち」

「自分が死んでも悲しんでくれる人がいない」

「人がどうなっても自分には関係ない」
(4) 自尊心（プライド、自己価値）の低下（狭窄）
自尊心の低下、自己卑下に占領される。無価値感にとらわれる。自分の存在に価値があると信じられなくなり、自暴自棄になる。恥ずかしい、申し訳ないという感覚さえ失ってしまう。

「自分には生きる価値がない」

「誰も俺のことなどに関心がない」

「自分には一つも良い所がない」

(5) 価値観の低下（狭窄）

多様な価値観があると思えない。ただ、すべてのことが無価値に感じられる。

「すべてのことが無意味に感じられる」

「何をしても意味がない」

「生きていても意味がない」


以上述べたように心理的狭窄は、自死以外の道を塞いでしまいます。自死へ追いつめられた状態と言えます。そこで、心理的狭窄と自死予防の関係を考えてみましょう。

3 自死防止

次に、心理的狭窄に焦点を当てて、自死防止を考えたいと思います。自死防止には短期的対策と長期的対策があります。また、援助方法としては、生活的援助（健康、生活費、仕事、家族関係の改善など）と心理的援助（精神的、宗教的援助）があります。ここでは、次の三つのことを問題にしたいと思います。①狭窄防止、②意識の活性化、③関係性の回復です。それぞれについて少し説明を加えます。

（１）狭窄防止

自死防止の一つの解決策は、すでに触れましたように、自死念慮者の心理的狭窄を防止することです。そのためには、二つのことが考えられます。

まず、一つの事に固着することを防ぐことです。健康、経済、家族、上司など直面している問題だけに関心が集中し固着してしまうことを避けることです。直面する問題からいったん離れることが必要です。そのために、他のことを考えてみます。昔の記憶を思い出すことなどです。例えば、親しい友人と楽しく過ごした時のこと、両親に可愛がってもらった幼い時のこと、一生懸命に仕事に熱中していた時のことを思い出します。また、好きなことを頭に描いて思いめぐらします。

また、身体を動かすために外の風に吹かれてみることなども、直面する問題から一時でも気分を変えることに役立ちます。また、誰かと話すことや自分の回りにあるものに心を注いでみることです。それによって、気分が変わります。結果的には心理的狭窄を防ぐことができます。

（２）感情や意識の活性化

次は、感情や意識を活性化することが必要になります。特に、プラスの感情や積極的思考を促す必要があります。自死念慮者は、うつ病の方が多いという事実からわかるように、陰鬱な感情や思考に固まっています。そこで感情や思考を活性化するように促す必要があります。
そこで次の二つのことが重要になります。

①喜びや、楽しい、嬉《うれ》しい、おかしいなどの感情を活性化する

このようなプラスの感情は生きる力を引き出すものです。また、たとえ苦しいことがあっても、大丈夫だという感情を与えてくれます。プラスの感情を喚起することで自死予防になり、困難に立ち向かう力を得ます。

②意識・思考の柔軟化を図る

自死念慮者は二者択一的思考しかしないと指摘されています。思考することが困難な心理的状況になっていると言えます。そこで思考力・考える力を強めることが必要になります。小さいことでも考えてみます。過去の事柄を思い出すこと、現在の身辺に起きていることを考えてみること、また、将来の夢を思うことなどです。このように時間系列で起きたことを考えることを試みます。また、両親、兄弟姉妹、家族、友人、同僚、社会の人々など人間関係で考えることも一つの方法です。また、好きな食べ物、好きな人、好きな場所、好きなことを並べてみることなどは思考の幅を広めることになり自死防止に有益です。考えることは、人間が生命の危機に直面した時に生きる道を求める方法です。

(3) 関係性の回復

自死防止には、自死念慮者の関係性の回復が大切になります。自死念慮者が持っている「良いことが一つもない」、「ひとりぼっち」、「自分は生きていても意味がない」という感情から解放されるには、周りの人との関係を再認識することが必要です。周りの人との関係が回復して活性化すると、そこから新しい視点が生まれて自分を見直すことができてきます。ここではその方法には、二つあることを指摘して説明を加えます。

①他者からの働きかけ（ケア、治療）

自分以外の人からの働きかけで関係性を回復する場合です。失われた関係に気づくには、外からの働きかけが必要な場合が多いものです。例えば、精神科医の治療やカウンセリングを受けることも、結局は精神科医やカウンセラーからの働きかけになります。人からの働きかけによって自死念慮者の心が目覚めてきます。この心の目覚めこそが生きるために重要な働きになります。特に、精神科医やカウンセラーの温かい配慮やいたわりの心は、無感覚になった感覚や無関心になった感情を覚醒させる最大の力になります。自死念慮者の問題の最も深いところには、自分のいのちが誰からも見捨てられているという感情があるからです。

②自己覚醒（自己洞察、気づき）

関係の回復には、人と人との関係があります。しかし、それだけではなしに「自己と自己の関係」

の回復があることに注意する必要があります。「自己と自己の関係」は自分の感情や自己意識、自己理解を覚醒させることです。自己洞察や自己内省によって自己の内面に触れることで、「はっと自分に返る」という経験があります。少し静まって自分を見つめ直すことで見失っていた自分に気づきます。自死に至る心理的狭窄を防ぐには、自分に気づくことが必要です。そこで必要なことは、立ち止まって自分を見直すことです。一つの例です。「自死を試みようと首を吊《つ》って死のうとした時、振り返った時に幼い我が子の顔が目に浮かびました。父親のいない我が子の哀しみを想像しました。我に返って自死をやめました」。心の声を聞いたのです。

以上、自死の心のメカニズムについてお話ししました。

三　スピリチュアルケアの視点

次にお話しするのは、スピリチュアルケアについてです。スピリチュアルケアという視点を持つことが自死予防に役立つことをお話ししたいと考えます。はじめに簡単にスピリチュアルケアの歴史から始めます。

1　スピリチュアリティ（spirituality）の歴史

ここでは非常に簡単にお話しします。私たちはスピリチュアリティとは何かがよくわからないという声を聞きます。スピリチュアリティを非常に簡単に説明しますと、ここでは宗教心と言っておきます。後で、再度、スピリチュアリティとは何かをお話しします。

（1）宗教を生み出す源泉

実は、宗教心は人類の最初からあったことが、古代の遺跡から明らかです。例えば、古代文明の発祥地のエジプト、メソポタミア、中国には、宗教形態をとる以前の宗教心をあらわした遺跡が残っています。これらの遺跡には、祭壇の跡が見つかったり、神を礼拝する人々の絵や、埋葬の跡が残っています。これらのものは、人類の最初から人々の心に宗教心があったことを示すものです。これらの宗教心が徐々に宗教形態を形づくり、儀式や教えを生み出したと考えられます。

これらの宗教心を現代的用語では、スピリチュアリティと呼んでいるように思います。スピリチュアリティの一つのあらわれとして宗教が生まれたと言えます。スピリチュアリティは宗教を生み出す源泉になっています。宗教以外の現象としては、迷信、占い、祈り、音楽、絵画などもスピリチュアリティの表現です(7)。また、人は自然の中にスピリチュアルなものを見て取る能力を持っているとも言えます。自然の中に神秘的力を感じたり、偉大な力を感じることができるのも人間がスピリチュアルな能力を持っているからと言えます。人間はスピリチュアルな存在です。

(2) スピリチュアルな経験を求める人々

スピリチュアルな世界の神秘的体験や生命感を求める人たちがいます。有名な人にはイグナチオ・デ・ロヨラ(Ignacio Lopez de Loyola, 1491–1556)などがいます。ロヨラは霊性を養う『霊操』という書物を著して霊的生活の大切さを語った人です。このような動きは歴史の中では繰り返し起きてきましたが、一九七〇年ごろにはニューエイジの出現と言われて、若い人たちが霊的体験を求めて社会現象にもなりました。このようにスピリチュアルな体験を通じて神秘的能力を得たり、神的体験の内に真理を求めようとする人々があらわれています。このようなスピリチュアルな体験を求めること自体が人間の本質であると考えられます。スピリチュアルな体験は知性、理性、合理性を超えた出来事の中での驚きや畏敬、至福感、感激などの体験を与えます。日常生活で誰もがこのような体験を一、二度したことがあるでしょう。特に生命の危険に直面した時、突然、新しい考えが浮かんだり、天の窓が開けて先が見える経験をします。すべての人はスピリチュアルな存在だと言えます。アインシュタインが自分は宗教的ではないが、スピリチュアルな人間だと言った、と言われています。それは、既成の宗教には入っていないが、霊的なことに関心を持っている人間だという意味です。

（3）スピリチュアルケアへの動き

このようにすべての人がスピリチュアルな存在であり、スピリチュアルな体験には生きる力や将来への希望を与える力があるならば、生命の危機にある終末期がん患者へのケアに活かせないかと考えた人がいます。それがホスピスの創設にかかわった英国のシシリー・ソンダース（Cicely Saunders）医師です。ソンダース医師はホスピスでスピリチュアルケアを重視しました。

現在、スピリチュアルケアへの関心は拡大傾向にあります。医療、看護、介護、そして教育の領域へと。疾患治療、身体的看護、知識教育での限界を感じて、人間の本質に迫るスピリチュアルケア（魂へのケア）の必要に気づき始めています。

私は、自死念慮を持つ人へのケアにもスピリチュアルケアが活かせると考えています。スピリチュアルケアとは、自死念慮者のスピリチュアリティを支える援助と定義できます。ここでのスピリチュアリティは、魂、精神の核になるもの、人生を意味づけるもの、アイデンティティを支えるものです。次にスピリチュアリティについて言語的解釈を加えてみましょう。

2　スピリチュアリティの特徴

スピリチュアリティとは何か。ここでは言語的解釈を述べることにいたします。

まずスピリチュアリティ spirituality の語幹は spirit です。spirit はラテン語の spiritus から来た言葉で「風、息」を意味しています。また、「風、息」を意味するルーアハ（ヘブライ語）、プニューマ（ギリシャ語）とも関係があります。このことからわかるのは、スピリット（spirit）は風や息を示す言葉で、スピリチュアリティ（spirituality）には目に見えない霊性、精神性、内面性という訳語が出てきます。

スピリチュアリティ（spirituality）を霊性と訳すことから、神秘性、宗教性を示すこともあり、「理性的理解を超える、理性では把握不可能な」もので、かつ「生きる」ことを支えるものを示すことになります。スピリチュアリティを心の機能と理解して、危機に直面した時の心の支えとなるものを求める自己保存の機能と理解しています。[8]このような神秘的なものを示すところから、さらに、スピリチュアリティの構造が見えてきます。

スピリチュアリティが神秘的なものを示すことで、超越的なもの（神仏など）との関係が生まれて、人間の垂直的関係が生まれてきます。神仏が神秘的対象であるのでスピリチュアリティも神秘的です。神秘的対象が問題になります。私はスピリチュアリティの構造は「超越的他者」と「究極的自己」の二極でできていると考えています。[9]この二つの間に「わたし」という存在があります。超越的他者との関係は自分の外に神仏との関係を持つことです。また、究極的自己との関係は、自分の内側に本当の自分を見いだすことで新しい関係を見つけます。このスピリチュアリティが活動することで、「人生の土台を発見」し、「人生の意味を発見」します。

このスピリチュアリティの活動によって、見失っていた人生の土台や人生の意味を再発見することになりますから、機能は「癒やし」ということになります。「癒やし」は、いろいろな意味で使われます。例えば、健康の回復、人生の意味の再発見、人間関係の回復、喪失した自尊心の回復、自己洞察などです。

以上のことから、スピリチュアリティと自死念慮者の関係が見えてきます。スピリチュアリティの機能は超越的存在との関係で自分を見直すことです。スピリチュアルな存在を意識することで、狭窄していた思考や関係性に「窓」を開けることになります。閉じていた「窓」が開くことで新しい光を受けて自分自身を見直すことができます。すでに見ましたように自死念慮者にはいろいろな自死の理由があるでしょう。健康上の理由、経済的理由、人間関係上の理由で行き詰まって、結果的に感情は鈍感になり、思考は二者択一的思考になります。超越的世界への窓が開くことで新しい光が射してきて、自分を見直すきっかけになるのです。失っていた生きる道（可能性）に気づくかもしれません。このようにスピリチュアルケアの視点から生きる道を考えると一つの防止策が考えられるわけです。

次に、新しい窓を開けるための方策について考えてみましょう。

四　スピリチュアルケアの特徴

スピリチュアルケアの基本は次のようなものだと考えています。

(1) 寄り添い型志向

寄り添い型志向というのは、問題解決型志向ではないということです。問題解決型志向は、自死をくい止めようとします。自死予防を最優先課題とします。何でもかんでも自死を防ごうとしてしまい、自死念慮者の気持ちや状況に目をとめることがなくなってしまいます。すると自死念慮者の本当の気持ちを理解できないままに自死予防だけを求めて焦ってしまいます。寄り添い型志向は問題解決はいったん横に置いてゆっくりと自死念慮者に付き添って、信頼関係をつくります。この信頼関係ができ上がると、自死を考えていた人も心を開きやすくなります。時間をかけて寄り添っていることが新しい展開に結びつく防止策になります。

(2) 人へのケア

スピリチュアルケアは、人へのケアです。それは自殺防止をいったん脇に置いて、悩む人自身に関心を寄せることになります。自死されては困りますが、まずは、自死念慮を持つ人自身に焦点を当ててかかわります。人は非常に複雑ですし、悩みも他人には到底理解できない深さと広さを持っています。そこで自死念慮者に寄り添って、心の苦痛を理解するように努めるしかありません。ケアする人は、自死念慮者の苦痛の深さや強さを、ケアする人の実感として理解します。共感の大切さです。

（3）心の動き方に焦点

自死念慮者の心は、狭窄しているために一つの事に固着したり、二者択一的になったりしています。その心の動き方（生き方、問題との向き合い方）に焦点を当てることで、自死念慮者の問題点が見えてきます。自死念慮者は問題に直面して壁にぶつかっていないか。あるいは立ち止まっていないか。片寄った仕方で出口を探していないか。また、駄目だと思い込んでいないか。自死念慮者の心の動き方を明らかにする必要があります。それがわかるとケアの仕方が見えてきます。スピリチュアルケアはどのような状態にも必ず出口があると信じることです。問題との向き合い方を変えることで道が開かれてきます。スピリチュアルな考え方は、水平的思考だけではなしに、垂直的思考法を持つことです。垂直的思考法は自死念慮者の心に新しい窓を見つける方法です。

（4）信頼関係の形成

スピリチュアルケアで重要なことは、信頼ということです。スピリチュアルな事柄は五感ではとらえられません。五感でとらえられないスピリチュアルなことは「信じる」ことです。超越的なものを信じることから始まって、他人や自分を信じることへと進みます。信頼関係を形成できれば人は生きることができます。そこに自死予防が生まれてきます。自死予防は信頼関係の結果として起きます。この点がスピリチュアルケアの特徴の一つです。

五　スピリチュアルケアの効果

さて、今回の講演の目的は、「スピリチュアルケアと自殺念慮者へのケア」でした。今まで見てきたように、自死の直接的原因は心理的狭窄にあること、スピリチュアルな視点で狭窄した心に窓が開くことが自死予防になることを検討してきました。苦痛へのスピリチュアルな視点は人生への新しい可能性をつくります。最後に、自死予防に役立つスピリチュアルケアの効果を述べてみます。大きく三つのことが期待されます。

1　心理的狭窄からの解放

心理的狭窄には、すでに見たようにいくつもの種類があります。そしてそれぞれの狭窄の解放にも種類があります。ここで扱うのは次の四つです。①自己執着からの解放、②固定観念からの解放、③

既成概念からの解放、④視野の拡大です。それぞれについて説明を加えます。

① 自己執着からの解放

自己執着は心理的狭窄の最大の原因です。スピリチュアルケアは自分だけの事に心がとらえられている状態から、広い視点から自分を見直すことを可能にします。もっと面白い、楽しい、開放的世界のあることに気づきます。

② 固定観念からの解放

固定観念は決めつけられた考え方です。病気になったら終わりだと決めつけないことです。仕事を解雇されたら終わりだと結論づけないことです。スピリチュアルケアは病気も解雇も、別の視点から眺めさせてくれます。垂直の関係の中で見ると、病気を通じて人の愛、親切、思いやりの大切さに気づきます。解雇されたことで仕事に溺れていた自分に気づき、価値観を変えることもあります。固定観念は人を縛り拘束しています。

③ 既成概念からの解放

既成概念からの解放とは、既成の価値観や思考方法からの解放です。自分は駄目な人間だと思い込んでいる考え方を変えて、自分にも良い点があることに気づくことです。人は自分のことに無関心だという考えを変えて、捨てる人もいるが拾う人もいることに気づくことです。新しい見方が窓口になって生きる道が開かれてきます。

④　視野の拡大

スピリチュアルケアの視点は目に見えない存在を信じることです。このような見方は視野を拡大します。一つの考え方しかできなかったところに、新しい窓が開かれることで視野が広がり、新しい生きる道が開かれます。「駄目だ」と諦めていたけれども、新しい窓が開かれることで、心が動かされて生きようと決心します。

2　自己、他者、世界、未来の認識の回復

心理的狭窄から解放されると、自分が家族、友人、社会とつながっていると気づきます。見捨てられたのではなく、むしろ、周りの人たちが自分を見ていたことや、自分のことを心配していてくれたことに気づきます。それだけではなく、多くの人たちに支えられていることにも気づきます。食べる物、着る物をはじめ、生活必需品すべてが人の労働によって与えられていることに気づきます。孤独感や孤立感から解放されて、生活を支えてくれている人との関係に気づいていきます。このような気づきが人生への見方を変え、生きる意味や目的を与えてくれます。

3　信じる能力の回復（自分、他者、超越者、運命、いのち、未来、明日などを信じる）

自死念慮を持つ人は心の狭窄が生まれ、生きる道が塞がれている状態です。心理的狭窄によって固定観念に縛られて自死への道しかないと思い込んでしまいます。このような心理状況は健全な信じる能力を失った状態でもあります。生きる多様な道があることが信じられないのです。スピリチュアルケアがもたらす成果は信じる能力を回復することです。つまり、生きる多様な道があることを信じる能力を回復することです。信じる能力の回復にはステップがあります。次に三つのステップについて述べてみましょう。

①　見えないもの（超越的他者、究極的自己）の力を信じる

スピリチュアルケアは信頼関係を大切にします。ケアする者は具体的ケアでは寄り添うことを大切にしますが、その際、自死念慮者を信じて寄り添います。特に自死念慮者の中に生きたいという願望があること、また生きる力があることを信じます。その信じる行為が、自死念慮者に伝わり、自死念慮者から信じる力を引き出します。ケアする者への信頼が生まれ、さらに自分への信頼が生まれ、人生への信頼が生まれていきます。

②　古い固定観念を捨てる

自分が信じられていると気づくと、安心して心を開き始めます。すると、見えなかったものが見え

るようになり、新しい可能性が見つかります。今まで持っていた固定観念や価値観だけがすべてではないことに気づくことが重要です。この古い固定観念を見直す機会が生まれ、そこから解放されると、別の考え方をすることにつながっていきます。スピリチュアルな視点という新しい窓から見ることで新しい生きる道が見つかるのです。

③　未来への希望

自死の最大の問題は希望が持てないことです。失望が絶望につながり、狭窄して自死に至ります。スピリチュアルケアは垂直の窓が開かれることで未来が開かれます。そこに希望が生まれてきます。自分の力ではない上からの力が与えられてきます。スピリチュアルケアは希望へのケアでもあります。

六　むすび

自殺者数の高止まり傾向は、社会に重い課題を与えています。自死者、遺族の悲しみを思うと解決方法を見いだす必要に強く迫られます。自死者だけの問題ではなく、私たち自身が変わらなくてはならない問題を投げかけています。自死者の生活と私たちの生活が同じ基盤にのっており、その基盤に私たちがかかわっているからです。

今まで述べてきましたように、自死は健康、経済、家庭、人生観など複雑な要因が絡まって起きるものです。スピリチュアルケアが自死予防の決定的解決法にはならないかもしれません。確かに、健康、経済、家庭の問題の解決が優先されるべきかもしれない。しかし、スピリチュアルな方面からの援助も自死予防には大きな力になることも留意すべきです。

社会が多忙、成果主義、競争社会になると、自己を見つめる機会はなくなります。また、競争に負けたものは生き場所を失っています。その時、スピリチュアルな視点から自己を見直すことが必要になります。スピリチュアルな視点は、人間を超えたものへの窓を持つことです。目に見えない超越的存在である神仏や自然の摂理に「いのちの根源」を見るのです。それには、スピリチュアルな感性が必要になります。

スピリチュアルケアの視点から自死を見ると、現代社会の物質主義、競争的社会に多くの問題があることに気づきます。「いのち」を一つの価値観や狭い視点からしか見ていません。スピリチュアルな視点は垂直の窓から自分をとらえることで、それは超越的視点から「自分のいのち」を見直すことになります。天からの光が射してきて、人の魂を癒やし（回復させ）、自己の存在の意味を見いだすのです。

スピリチュアルケアに関心を持つことは、「いのちとは何か」、「生きるとは何か」、「絆とは何か」を問い直すことでもあります。宗教という枠を越えて、超越的視点から人間の生き方を問うことでもあります。「自分のいのち」という自己の所有物のような理解は間違いです。スピリチュアルな理解では、いのちは宇宙的広さ、永遠的長さ、人類的関係性の中でとらえるものです。このようないのちのとらえ方は自死予防になると考えます。スピリチュアルケアはそのような視点から自死念慮者にかかわるケアです。

【参考】

自殺総合対策推進センター（Japan Support Center for Suicide Countermeasures (JSSC)）
独立行政法人　国立精神・神経医療研究センター　精神保健研究所
〒187―8553　東京都小平市小川東町4―1―1
電話：042―341―2711（代表）　FAX：042―346―1944
http://jssc.ncnp.go.jp/index.php　相談窓口一覧：http://jssc.ncnp.go.jp/soudan.php

注

（1）G・ミュラー『現代人にとってキリスト教信仰とは何か』宮田光雄訳、新地書房、一九八四年、二五頁。Gotthold Müller は、一九三〇年生まれ、ヴュルツブルク大学の福音主義神学講座教授。この本は訳者の宮田光雄がミュラーの書物の中から日本人の読者のために選んで翻訳出版したものである。
（2）窪寺俊之「スピリチュアルケア」張賢徳責任編集『専門医のための精神科臨床リュミエール　29――自殺予防の基本戦略』中山書店、二〇一一年二月、一四一―一四七頁。
（3）「平成二二年中における自殺の概要資料」警察庁生活安全局生活安全企画課、二〇一一年三月。

〈https://www.npa.go.jp/safetylife/seianki/jisatsu/H22/H22_jisatunogaiyou.pdf#search=%27%E5%B9%B3%E6%88%90%E4%BA%8C%E4%BA%8C%E5%B9%B4%E4%B8%AD%E3%81%AB%E3%81%8A%E3%81%91%E3%82%8B%E8%87%AA%E6%AE%BA%E3%81%AE%E6%A6%82%E8%A6%81%E8%B3%87%E6%96%99%27〉(2017/06/09)

（4）エドウィン・S・シュナイドマン『シュナイドマンの自殺学』高橋祥友訳、金剛出版、二〇〇五年、三六頁。①自殺の目的は解決策を探る。②目標は意識を止めること。③刺激は耐え難い心理的痛み。④ストレッサーは心理的要求が満たされないこと。⑤感情は絶望感と虚無感。⑥認知の状態は両価性である。⑦認識は狭窄である。⑧行動は退出。⑨対人的行動は意図の伝達。⑩一貫性は対処のパターン。

（5）同上書、四一頁。

（6）磯部潮『「うつ」かもしれない——死に至る病とどう闘うか』光文社、二〇〇六年。

（7）窪寺俊之「スピリチュアルケアの現在」『スピリチュアルケアを語る』関西学院大学出版会、二〇〇四年、九八頁。

（8）窪寺俊之『スピリチュアルケア学序説』三輪書店、二〇〇四年。

（9）窪寺俊之「スピリチュアルケアとＱＯＬ」柏木哲夫、石谷邦彦編『緩和医療学』三輪書店、一九九七年、二三三—二三五頁。

（二〇一二年二月二十五日、京都ＮＣＣ宗教研究所主催「生命倫理研究会」での講演に加筆修正）

第九章

生きる意味を求めて
――ホスピスの経験から考える

私は、以前、大阪にあります病院のホスピスでチャプレン（病院付き牧師）をしていたことがありますので、そのときに経験したことをご紹介しながら、死という誰もが避けることのできない現実に直面しながら、生きる意味は何であるのか、という問いをめぐってお話ししたいと思います。そして、私たち自身がひとりの人間としてどのように生きるのかを、ご一緒に考えてみたいと思います。

現代は、さまざまな点で大変豊かな恵まれた時代と言えると思います。しかし生きる意味がなかなか見いだせない、生きることがつらいと感じておられる方も多くいるのではないかと思います。心の病に苦しんでいる方が増えている、自らいのちを絶ってしまう人々が年間三万人を超えていて、その数が少なくならない、など、さまざまな例を見ることができるでしょう。例えば試しに、インターネット通販サイトのアマゾンで「生きる意味」という言葉をタイトル、サブタイトルに含む書籍を検索してみますと、一〇〇冊ほどあるようです。また「生きづらさ」を検索してみますと、二三〇点ありました。「生きる意味」を考える書籍がこれほど多く出ている背景には、多くの人びとが生きづらく感じている、生きる意味を見いだせず悩んでいる、苦しんでいるということがある、と言えるのではないでしょうか。

一　聖書の言葉

1　生きるうえで必要なもの

さて、最初に聖書の言葉から始めたいと思います。マタイによる福音書四章四節に次の言葉があります。

人はパンだけで生きるものではない。神の口から出る一つ一つの言葉で生きる。

実はこの言葉は「生＝いのち」を語った言葉です。「いのちを生きる」ということです。「いのち」にもいろいろあります。「つらい、つらい」と言いながら不平不満ばかり言って生きる人もいます。

一方、人のために一生懸命に尽くしながら、それを誇らずに生きる人もいます。また、苦難や重荷がありながらも、それをしっかりと受けとめて、輝いて生きる人もいます。このマタイによる福音書四章四節は、自分の人生をどのようにして「生きる」かを考えさせてくれますし、新しい示唆を与えてくれるものです。

私たちはつらい人生を望みません。できれば、物質的にも、家庭的にも、社会的にも平安な人生でありたいと願います。現実は困難や苦難が多いのですから、その人生をどうやって生きるのかが大きなテーマです。それはさらに言えば、自分の思い通りにならない、いや、むしろ、苦難の多い人生をどうやって輝かせるかがここでのテーマです。その道を聖書は教えてくれます。「神の口から出る一つ一つの言葉」で、人は慰められ、励まされるのです。

ここで注意したいこともあります。「人はパンだけで生きるものではない。神の口から出る一つ一つの言葉で生きる」を読んで、この聖書は、「人にはパンよりももっと大切ものがある。それは神様の言葉だ。神様の言葉さえあれば、他のものはいらない」と大胆に解釈する人がいるかもしれません。それは誤解です。

この聖書の言葉は、人が生きるにはパンが必要だと認めています。パンだけではなしに、温かい家庭も、生活を支えることのできる仕事も、心の和む人間関係も必要です。けれども、それだけでは生きられないと語っているのです。では何が必要なのか。神様の口から出る言葉が必要だと言っているのです。

私たちの「いのち」は「肉体的生命」だけではありません。「精神的いのち」もあります。つらいことや悲しいことがあると、こころが暗くなります。頑張らなくてはと自分に言い聞かせても、体が動かないことさえあります。私たちの周りに引きこもりや不登校の子どもたちが増えていることを見るだけで、私たちは、肉体的生命だけではなく、精神的いのち、こころを持った生物だとわかります。私たちには、自分の生きる意味・生きがい・希望（これらは内なる力を外に引き出す要因です）、慰め、励まし、愛（外からの働きかけ）が必要です。私たちは精神的存在だからです。また、人から評価されることや、社会的に認められることも必要です。それは社会的存在だからです。

子どもたちが心豊かに育つには、両親の愛情が不可欠です。無償の愛情に育てられた子どもには、明るさがあり、強さがあり、素直さがあり、人への信頼があります。これらは人生を生きるときの心の財産です。この内的ないのちを豊かに持つように育てるのが両親の責任でしょう。

2　神様の言葉に生かされる

私たちはいま「肉体的生命」「精神的いのち」があることに注目しておく必要があると言いました。ではそれだけ知って守っていれば十分かといえば、そうではないのです。現実の生活はもっと複雑で、人間の計算や計画通りにはいきません。肉体的生命だけでなく、精神的いのちも必要ですが、それだけでも生きられないと聖書は言っています。人は神様の言葉を必要としていると聖書は教えてくれます。聖書は私たちに与えられたいのちを生きる道を示しているのです。

限界や弱さをたくさん持っている私たちは、思いはあるが、人間の弱さや限界のために不本意に間違いや罪を犯してしまうこともあるのです。与えられたいのちをないがしろにしてしまうのです。本当に悲しい現実です。自分の願いや思いを実現できない人間がいのちを意味あるものとして生きるには、もっと別の助けが必要です。

聖書はそれが「神の口から出る一つ一つの言葉」であると言います。無力になってしまう人間を慰め、励まし、希望を与えてくれるのです。人から見捨てられても神が救い上げてくれると教えてくれます。旧約聖書イザヤ書四九章一五―一六節の言葉は、私たちが絶望したときに、天からの声をもって生き返えらせてくれます。


たとえ、女たちが忘れようとも／わたしがあなたを忘れることは決してない。

見よ、わたしはあなたを／わたしの手のひらに刻みつける。


ここには、この世で最も信頼できる母親でさえ私のことを助けられないことがあったときでも、神様は、決して私を見捨てることがないと語られています。どのような事情で私を助けられないのか詳しい説明はありません。戦争、火災、地震、事故が起きたのかもしれません。母親の力の範囲を越えた出来事が起きたのでしょう。母親は私を助けられなかったことで心を痛めます。一人ぼっちになった私を神様は救い出してくださるのです。神様は私を手のひらにすくい上げてくださるのです。神様の手のひらに「刻みつける」（口語訳「彫り刻んだ」）とは、彫り物で傷つけることで、神様は自分の手に私の名前を彫り付けてくださっている。私を忘れることがないように痛んでくださったというのです。この愛の中で私は生きることができると聖書は言います。

二　ホスピスから学んだこと

最初に申し上げましたように、私は以前、病院でチャプレンをしていたことがあります。がんの終末期を迎えたたくさんの方がたにお会いしました。今から二十六年前です。今は二百以上のホスピスや緩和ケア病棟がありますが、以前は日本で浜松の聖霊ホスピスと大阪の淀川キリスト教病院にしかホスピスはありませんでした。

一九六七年に、ソーシャルワーカーで、看護師で、医師であったシシリー・ソンダース(Cicely Saunders) が、イギリスのセント・クリストファー病院にホスピスを創設しました。

日本では、独立した病棟としてのホスピスは、静岡県浜松の聖隷三方原病院に聖隷ホスピスが一九八一年にできました。大阪の淀川キリスト教病院ホスピスは、一九八四年にできました（実質的ホスピス・ケアは一九七三年より始められていました）。ホスピスは、終末期がん患者が遺されたいのちをその人らしく生きることをお手伝いする施設です。

今は、がんは治る病気になりました。当時は、がんは治らないと言われて死を覚悟しなくてはならない病気でした。今でも死亡率の高い病気ですが、早期発見すれば治る病気になりました。ガン特有の痛みである疼痛《とうつう》は鎮痛剤でコントロールできるようになりました。精神的苦痛は、スタッフ全員でそのつらさを一緒に背負ってくれます。病気を抱えつつ、意味のある人生を送ることができるように助けてくれる所がホスピスです。

特に、現代医学が治療と延命のみを目的にしているのに対し、ホスピスは全人的医療を目指しています。具体的には、身体的苦痛の緩和、精神的苦痛の緩和、社会的苦痛の緩和、そしてスピリチュアル（霊的）な苦痛の緩和の四つです。人間を人間として看る医療です。そこが、これまでの医療が人間を疾患としてしか看なかったこととの最大の違いです。患者さん一人ひとりの生き方や希望を最大限に大切にして、その人らしい人生を生きられるように援助するのがホスピスの理念です。

1　ひとの生きる三つの関係

病院でお会いした患者さんのことをお話しします。

ある日の夕方、一人の患者さんが来て、話を聞いてほしいと言ってきました。ソファーに座っていただき、私は話を聞かせてもらいました。患者さんは明日手術をするというので、不安と恐ろしさで、誰かに話したかったのです。脳腫瘍という病気で頭を開いて手術をするのが怖くて、自分一人では部屋にいることができないと言って、私の部屋に話しに来られたわけです。一時間ほど話し、やっと落ち着かれて、自分の部屋に戻って行かれました。

次の日は手術がありました。一週間ほどは回復室で過ごして、少し話ができるようになりました。そのとき、患者さんはこれまでに同じ手術を三度も受けてきたと言われました。なぜ、三度も同じ手術をしたかといいますと、この患者さんは多発性腫瘍という病気で、繰り返し腫瘍ができる病気だと言われたのです。それから患者さんは、「私はこの病気と一緒にしか生きることができないのです」と言い、それからしばらく沈黙してから、「先生、自分の人生を引き受けて生きるってしんどいですね」と言われたのです。

「自分の人生を引き受けて生きるってしんどい」というその言葉が、私の心にずしんと重く感じられました。この患者さんは、自分に与えられた人生を引き受けることがつらいと感じているのです。病と一緒に生きる人生を負っている自分を強く意識しているのです。このことから私たちの生きる人間関係には、三種類あることがわかります。「我と汝」、「我と我」、そして「我と神」の関係です。

(1)「我と汝」の関係

私とあなたの関係です。人と人との関係です。子どもや夫、妻や姑、友人や先輩などの関係です。私たちは、日常の生活はほとんどこの関係の中で生きているのです。

（2）「我と我」の関係

次は、私と私の関係です。実は「私と私」の関係ですが、いつも意識しているわけではありません。しかし、病気にかかって床に伏したり、あるいは、仕事に失敗したり、思いがけない不幸がやってくると、私たちは「どうしてこんなことが自分にやってくるのか」と悩みます。自分に与えられた病や不幸を受け入れることが非常に困難です。「自分の人生を引き受けて生きるってしんどい」という思いになります。

自分が嫌になることがあります。自分自身をありのままで愛することができなくなります。それと同時に、人が良く見えたり、あるいは、人が羨《うらや》ましくなったり、嫉妬したりします。この自分の人生よりも他の人の人生が良く見えてきます。人の能力や容姿を見て、羨望《せんぼう》を抱いて、自分を惨めに思うことはないでしょうか。私自身はあります。能力の優れた人を見ると、悔しく思い、自分を惨めに感じます。それが人間だと思います。

では、その自分はどうやって生きればいいのでしょうか。惨めな思いで生きるのは情けないですね。しかし、私たちの周りには、そんな思いで生きている人がたくさんいるのです。人生に意味を見いだせない、生きづらさを感じているのです。そのために、多くの人が苦しんでいます。競争心、嫉妬、羨望、自己否定、引きこもり、自傷行為などの問題です。人は人から認められたいのです。人から愛されたいのです。人と分け隔てなく扱われ生きたいのです。

それでは、どうすればいいのでしょうか。

（3）「我と神」の関係

誰でも「困った時の神頼み」というように、人は神様を必要とするようにできています。「私と神」の関係が必要になります。神様といってもキリスト教の神様もいれば、仏様を信じている方もいます。私は皆さんにキリスト教を押しつけようと思ってはいません。ただ、誰でも自分が頼りにするもの、「神」を必要としているという事実です。つまり、人が行き詰まったり、挫折したり、自分自身に嫌気がさしたとき、誰かの助けが必要です。特に、生と死の境になったときには、自分を超えた神や仏を必要とするということです。今日の社会では、この神様のことを考えること、深く思いを寄せることが少ないために、困難に出会うと自分自身を失ってしまいます。自分をしっかりと生きるためには、神様という存在につながり、支えられ、生かされる必要があるのです。

「人はパンだけで生きるものではない。神の口から出る一つ一つの言葉で生きる」という言葉は、私たちが危機に立ったときにでも決して倒れないで生きる道を示しています。倒れても立ち上がることができる道です。また、絶望のどん底に落とされたときにも、私の名前を呼んでくださる声を聞いて立ち上がれるのです。

2　スピリチュアルペインを癒やすために

病院のチャプレンは、患者さんの顔色からたくさんのことを察します。笑い顔の中にも押し殺した不安が隠されたり、無表情の中に諦めが隠れていたりします。言葉には言いあらわせない心の葛藤や苦悩を読み取ることがチャプレンには求められます。この葛藤や苦悩は、医療では癒やすことのできないもの、スピリチュアルペインであることが、次第にわかってきました。

(1)　スピリチュアルペインとは何か

スピリチュアルペインの定義は、現在まだ定まったものがありません。しかし、多くのチャプレンの間での理解は、生きる意味や目的を失うことから生ずる苦痛であるとしています。特に、重篤な病になり仕事ができなくなったり、人の世話になってしか生きられなくなったことから生ずると言われています。また、最愛の人との離別によって人生の意味を失うことから生ずる苦痛です。このようなスピリチュアルペインは人間関係がうまくいかないことによる苦痛（水平関係の喪失）などよりも深い苦痛と言われます。自分自身の生き方の根底にかかわるものです。私はスピリチュアルペインは人間の垂直関係の喪失から生じると考えています。つまり、神様との関係が希薄だったりあるいはまったくなかったりすると、仕事や愛する者を失ったときに支えるものがなくなってしまうのです。神様との垂直的関係がしっかりしていると、人生の危機が襲ってきたときにも、神様の慰めや励ましをいただいて生きることができます。スピリチュアルペインは死後のいのちの不安からも生じます。死んだらどこに行くのかと不安になるのは、神様との関係がないからです。スピリチュアルペインは人間に新たな視点を求めるように促します。この促しに応えるようにして神様に出会う方が病院ではたくさんいました。人生の危機が新たな世界を見つけ出すチャンスになった人たちです。

(2) 赦《ゆる》しの歓び

ひとりの患者さんのお話をします。

いつものように病棟を回っていました。私の前方を、点滴をぶら下げてゆったりと足を運んでいる方がいました。一歩一歩の足の動きが重い物を運んでいるようです。頭には毛糸で編んだ帽子を被っていましたから、男性か、女性か判別できません。私はすぐに追いつきました。声をかけるとこちらを向いてくださった顔は痩せおとろえ土色でした。女性の患者さんだとわかりました。ガンを患って入院して手術をしましたが、病気は進行しています。

その顔には、不安と疲れがにじんでいました。病室に着くとすぐに横になり身体を休めました。すでに体力も衰えて、呼吸が乱れています。私はしばらくベッドの脇に座って、患者さんの様子を見ていました。目をつむって身体を整えようとしているのがわかりました。

しばらくして、患者さんが苦しそうに言いました。「なぜ、自分がこんな病気になったのか」、「なぜ、皆と同じように元気に働けないのか」。その言葉には怒りが込められていました。私は黙ってうなずきました。患者さんのつらい気持ちが私にもよくわかりました。しかし、慰めの言葉が見つかりません。患者さんはそれ以上何も言わずにうとうととして眠りに入っていきました。疲れていたのでしょう。

私は毎日病室を訪ねて、患者さんの人生話を聞いていました。弱った体力を振り絞って、苦しみを訴え、元気になりたいと話してくれました。家に残してきた子どもさんのこと、お連れ合いのことなど心配している様子が痛いほどわかりました。毎日お話を聞いているうちに、患者さんの怒りや不満が少なくなっていきましたが、病気の自分を受け入れられない様子でした。病室ではキリスト教の讃美歌や説教を院内放送で聞かれていたようです。

ある日、いつものように訪問してお話を聞いていました。患者さんは若い時、カトリックの女学校で学び、大学卒業後は航空会社に就職し、フライトアテンダントとして世界各都市を回ったと話してくれました。女学校時代のことや航空会社に勤めていたころの話をするときは、少し明るさが見えました。そんな話の後に、「それは、昔のことです」と言った言葉には、昔の自分と現在の自分の落差に耐えられない、というつらさが見えました。日ごとに体力が衰えていきます。

ある日、神父を呼んでほしいという希望を出されました。早速、カトリックの神父様と連絡をとって、病院に来ていただきました。神父様は時間をつくって、この患者さんを訪問して話をしてくださいました。神父様との出会いがこの患者さんの魂を揺り動かしたのでしょう。彼女は病室で洗礼を受けたのです。

洗礼を受けた後、顔には安らぎがありました。病気と闘っていた怖い顔は消えて、安堵《あんど》感と優しさがありました。

そんなある日、病室を訪問していた私に言いました。「先生、私は若い時、自分の人生は自分の努力で切り開くものだと思っていました。だから自分でも努力しました。しかし、この病気になって初めて、自分ではどうすることもできないことが人生にはあると気づきました。そして、そのことに気づいたとき、以前の自分が高慢だったと思うようになりました」と。病気になって人生を自力で築いてきた誇りが打ち壊されて、裸の自分になったのです。この患者さんがまた次のように言いました。「先生、私は今、この病気になってよかったと思っています。強がりの自分から解放されて、今、神様のみ手の中にいる自分を感じます」と。この言葉を聞きながら、私は患者さんの顔を見ました。この患者さんの言葉は偽りがないと確信しました。この患者さんの魂は神様の愛を受けて満たされていると信じられたのです。

スピリチュアルケアには、このケースのように宗教が深くかかわる場合があります。特に、スピリチュアルペイン、つまり人生の悔いや罪責感が強いときは、宗教的赦しが必要になります。この患者さんは、神様に出会うことで突っ張っていた自分から解放されたようです。「この病気になってよかった」というようなことは、簡単に言える言葉ではありません。神様の愛の大きさに触れた者が体験できる恵みと言えるでしょう。

スピリチュアルケアの神髄は、置かれた状況はいかなるものでも、神との出会いで得られる、新しいいのち、永遠の歓びにあずかるように援助することだと言えるでしょう。

三　聖書が示す「新しいいのち」の可能性

では、新しいいのち、永遠の歓びとは何でしょうか。次に聖書の言葉からそのことを考えてみましょう。ヨハネによる福音書三章一六節に次の言葉があります。

神は、その独り子をお与えになったほどに、世を愛された。独り子を信じる者が一人も滅びないで、永遠の命を得るためである。

この聖書の言葉には、三つのテーマがあります。一つは「嬉《うれ》しいこと」、二つ目は「怖いこと」、もう一つは、「驚くこと」です。この三つについて少し説明をしたいと思います。

(1)「嬉しいこと」

今読んでいただいた聖句に「世を愛された」とあります。私たちは愛されています。神様は私たちに喜びの人生を送ってほしいと願っているのです。「神は愛なり」という言葉を聞かれた方は多いでしょう。神様の本質は愛です。無条件に愛するのが神様です。この神様の愛を知ると「嬉しくなり」ます。自分を愛してくださる方に魂が目覚めると、嬉しくて嬉しくてしかたがない経験をします。キリストの愛に触れる歓びです。

(2)「怖いこと」

「怖いこと」というのは「滅びる」とあるからです。「滅びる、亡びる」とは、『広辞苑』によると「なくなる、滅亡する、消滅する」ということです。その意味は、少なくとも三つ考えられます。

① (肉体的には) 死、消滅する
② (精神的には) 絶望する、生きる意味を失う、生きることを諦める
③ (社会的には) 孤独に陥る、ひとりぼっちになる

この聖句は、人間は自ら滅びへの道を歩んでいると警告を与えています。肉体的な滅びだけではありません。精神的な滅びに人は進んでいます。また、社会的な滅びに向かっています。人との争い、自己中心的生き方、肉欲を満たす欲望に生きることは、滅びへの道を歩むことだと教えています。神様はそうならないように願っています。

（3）「驚くこと」

神様はご自分の最も大切な独り子を十字架に掛けてしまったということです。独り子を私たちのいのちを救うために交換として投げ出してくださったということです。これは「驚くべきこと」です。こんなことはありえないことです。自己中心に固まった私たちを救うために、一番大切なものを投げ出してくださったのです。神様の愛を示すためです。私たちが滅びから救い出されて生きるようにです。私たちが暗闇のどん底で生きる光を見いだして、勇気や希望を見いだして生きるようにです。神様は、私たち一人ひとりが、神様のいのちをいただいて、いのちの限り輝いて世の中の光となることを願っています。私たちが喜んで人生を生きるためです。

聖書は私たちの心に新しい窓を開いてくれます。外から新しい世界観・人生観を与えてくれます。新しい風を吹かせてくださいます。神様の聖霊によってもたらされる愛の風です。誰にでも与えられる風です。病人には病気の中に新しい風が吹き始めて、元気が与えられます。今、哀《かな》しみに沈んでいる人にも、新しい風が慰めを運んできます。健康で経済的にも裕福な人には、高慢にならないように、謙遜とは何かを教えてくださるでしょう。自己中心的な人には、人を思いやる愛の大切さを教えてくださるでしょう。すべての人に、新しい生きる道を示しています。「新しいいのち」の可能性が明日に向かって拓《ひら》かれていきます。それが、イエス様が与えてくださる風です。

イエス様の内に光を見いだした人は、イエス様のように生きたいと願います。新しい人生の意味を見いだすからです。

（二〇一一年一月二十二日、聖学院小学校、聖学院中学校・高等学校、女子聖学院中学校・高等学校三校ＰＴＡ合同講演会での講演に加筆修正）

第十章

スピリチュアルなものへの魂の叫び

最近、日本ではスピリチュアルな問題に関心が集まっています。そこで、スピリチュアルな問題とキリスト教はどのようにかかわっているのか考えてみようと思います。

今日の講演は四部構成になっています。まず最初に、どのような構成になっているかをお話しします。最初は「魂の叫び」です。二番目は「スピリチュアルなもの」、三番目は「聖書のスピリチュアリティ」についてです。そして最後の四番目は、病床の中で「スピリチュアリティの覚醒」を経験した人の話です。

一　魂の叫び

1　現代社会における孤独

現代社会の特徴は、物質的豊かさ、便利さですが、その反面、人々は非常に孤独です。最近ある人から電子メールをいただきました。紹介します。

自分は何のために生きているのかわからない。どうして生きているのかわからない。学校に行きたくないし、なぜ勉強しなくてはならないのかわからないし、学校に行ってもやることがないから家にいるけれども、家にいてもやる事がないので何をしていればいいのかわからない。……僕は頭がおかしいでしょうか。……僕の頭は狂ってるんでしょうか。医者に診て貰わなくてはならないでしょうか。僕なんか生きていないほうがいいんです。死んだほうが楽になるからそのほうがいいんです。

メールを読みながら心が痛みました。また、この方がどうして私のメールアドレスを知ったのかわかりません。このメールの送り手の年齢、名前、住所をまったく知りません。私はどう返事をしたらいいのか悩み、次のように返信をしました。「私は確かにメールを受け取りました。そして、メールを読んであなたが深く悩んでいることが私自身にも伝わりました。しかし、私はどうお答えしたらいいのかわかりません。ただ、私はどんなことがあっても、あなたが生きていてほしいと思う」と簡単に書いてメールしました。その後この方からメールはありません。メールをしてからも私は、この方が死んでしまいたいほどに悩んで苦しんでいるという事実に心を痛めました。自分の人生を投げ捨てたいと思うほどに人生が重たいということでしょう。自分の存在の意味がわからなくなって苦しんでいるということでしょう。

2　夢を持つ

この青年の悩みの原因はいくつもあるでしょう。ここでは三つだけ挙げようと思います。

①　悩みを聴いてくれる人がいないということです。誰かに相談して心の悩みを打ち明けて、聴いてもらうことができれば、心は軽くなります。それができないで悩んでいるのです。つまり、孤独だということです。

②　自分の生きている意味が見つからないということです。この方が自分の生きている意味がわかれば、これほどまでに悩まないでしょう。しかし、この青年はなぜ自分が生きなくてはならないのか意味がつかめないのです。自分の生きる意味を非常に強く求めているのです。それも客観的に「生きる

意味は何か」というのではなくて、この私、この僕の生きる意味が知りたいのです。自分が納得できるものを見つけたいのです。

③　将来の夢がないのです。将来、警察官になるとか、ミュージシャンになるとか、学校の教師になるとか夢があれば、多少の困難は乗り切れるのです。旧約聖書の中に次のような言葉があります。

老人は夢を見、若者は幻を見る（ヨエル書三・一）

老人も若者も夢が必要なのです。苦難に直面したとき、苦難に負けずに生きるには、夢が必要です。夢は人の中から生きる力を引き出す要因です。夢がないと忍耐して待つことも前に進むこともできません。夢がないと自暴自棄になり、絶望に襲われます。非常に残念なことですが、この青年は夢を持つことができませんでした。

現代社会は、親しい友人をつくり、生きる意味を見いだし、将来に夢を持つことが困難なのです。そのために、魂が息苦しく、生きることが重荷になり、将来を見失ってしまうのです。

このように魂が息苦しくなると、人はスピリチュアルなものを求めます。霊的なものに関心を持ち、神秘的なものに関心を持ちます。目には見えないが、何か本当のものがあるのではないかと、哲学や宗教に関心を持ちます。心の深い所に届くものを求めます。「精神」よりももっと存在の根底にかかわるところの問題です。自分の存在の意味や将来の希望を本当に求めるようになると、人はスピリチュアルなもの、霊的なもの、神秘的なもの、魂にかかわるものを求め始めるのです。

二　金子みすゞの世界

そこで次に、スピリチュアリティについて説明をいたしましょう。

スピリチュアリティとは、『新英和大辞典』（第四版、研究社）を見ると、霊性、精神性、内面性などとあります。あまりわかりやすい訳語ではありません。そこで金子みすゞの詩を紹介したいと思います。この詩がスピリチュアルとは何かを考えるヒントを与えてくれます。

金子みすゞ（一九〇三―一九三〇）は、山口県長門《ながと》市に生まれました。二〇歳の時の投稿作品で詩作の才を認められ、西条八十《やそ》に「若き童謡詩人の巨星」と賞賛されました。けれども夫はみすゞの才能には関心がなく、詩作を禁じました。父を三歳の時になくし、母の再婚などあって、金子みすゞは厳しい人生を生きなくてはなりませんでした。みすゞは仏教に帰依していましたが、若くして自らのいのちを断ってしまいました。二六歳でした。今、ここに取り上げるのは「雪」という題の詩です（『さみしい王女』ＪＵＬＡ出版局、一九八四年、新装版金子みすゞ全集・Ⅲ、一九三―一九四頁。新漢字・現代かなづかいに変更）。

雪

誰も知らない野の果《はて》で
青い小鳥が死にました
　　さむいさむいくれ方に

そのなきがらを埋《う》めよとて
お空は雪を撒《ま》きました
　　ふかくふかく音もなく

人は知らねど人里の
家もおともにたちました
　　しろいしろい被衣《かつぎ》着て

やがてほのぼのあくる朝
空はみごとに晴れました
　　あおくあおくうつくしく

小《ち》さいきれいなたましいの
神さまのお国へゆくみちを
ひろくひろくあけようと

この詩を読むとほのぼのとした温かい心が湧いてきます。なぜ、私たちの心が慰められ、心が優しくされるのか、その理由を考えてみたいと思います。いくつかの点を挙げてみましょう。

① 青い小鳥は、誰も知らない野のはてで、死んでしまいました。食べ物がなかったのか、小鳥が病に侵されていたのか、あるいは、自然災害にあったのかわかりません。しかし、小鳥は厳しい現実の前でいのちを落としてしまいました。その状況は「さむいさむいくれ方に」という詩の言葉が、代表してあらわしているように厳しい現実でした。小鳥はこの宇宙に生きる場を失い、孤独のうちに死を迎えました。小鳥の苦悩が読者の心をさしてきます。

② 青い小鳥が死んだ日は、雪の降る寒い日でした。金子みすゞは「そのなきがらを埋めよとて／お空は雪を撒きました／ふかくふかく音もなく」と歌いましたが、深々と降る雪が、小鳥の死骸を埋め尽くしました。小鳥の姿が見えないほどに雪は積もりました。しかし、小鳥の死骸を覆い隠した雪の姿の中には、「お空」の温かい心遣いがあったと金子みすゞの心は読み取りました。ここでの「お空」は、気象学的「空」ではなく、それ以上のものが語られています。小鳥が神様のお国へ行くための道

を広げる優しい心を「空」は持っていたと金子みすゞは感じました。金子みすゞは、この「空」に神的意思を感じました。人間の目には見えない天の温かい配慮が、誰にも知られない孤独な小鳥に注がれていたと解釈したのが金子みすゞのスピリチュアルな思考法です。目に見えないものを見る感性はスピリチュアルな感性です。そのスピリチュアルな感性は、醜い死骸を真っ白な雪が覆い隠したと解釈したのです。真っ白な雪はここでは温かいぬくもりを持つものに変わっています。小鳥の厳しい生は「お空」のまなざしに包まれているので、寂しさから解放されています。このような視点の転換によって新たな意味を見つけ出すのが、スピリチュアリティの思考法です。

③　さらに、小鳥が死んだ夜、「人は知らねど人里の／家もおともにたちました／しろいしろい被衣着て」とは、真白な雪に覆われた家屋は、かつぎに身を隠している女性の姿に見えたと金子みすゞは解釈しました。小鳥の寂しさを共にする女性がいたことで小鳥は孤独ではなかったのです。このような表現の中に孤独な小鳥に寄せる金子みすゞの深い優しさと思いやりがにじみ出ています。

④　「やがてほのぼのあくる朝／空はみごとに晴れました／あおくあおくうつくしく」とありますが、「お空」の温かい配慮は、この文章にも受け継がれています。寒いひっそりとした夜、小鳥は静かに息を引き取りましたが、次の日は見事に晴れました。それは小鳥の旅立ちを助ける「お空」の心遣いであったと金子みすゞは解釈しました。単純な天候の変化にも、金子みすゞは神的存在（「お空」）の意思を見て取りました。このような目には見えないが、小さいいのちに目を注ぎ配慮している「お空」を見て取るのが、スピリチュアルな感性です。このようなスピリチュアルな感覚は、何気ない出来事

にも「お空」の意思や配慮を読み取って、存在に意味づけを与え、生きる土台を与えます。

⑤「小さいきれいなたましいの／神さまのお国へゆくみちを／ひろくひろくあけようと」とありますが、小鳥の死を契機として、「肉体的生命」と「霊的いのち」は、明確に分けて考えられています。小鳥の「生物学的生命」は終わったけれども、「霊的いのち」は存在していることを、「小さいきれいなたましいの神様のお国へゆくみちを」という言葉の中に込めています。霊的いのちは肉体的生命が終わった後でも、消滅せずに神様の御元に引き上げられます。これはスピリチュアルな思考法です。ここで、「きれいなたましい」とは生まれたばかりの穢《けが》れのない姿がイメージされているように見えます。それは小鳥の生が出てきた根源を思い浮かべることを促しますが、それは「魂の故郷」です。魂の故郷はスピリチュアリティが示しているものです。このような生の根源こそがスピリチュアリティがかかわるものであり、「神さまのお国」とは「魂の故郷」であってスピリチュアルな世界です。

⑥この「神さまのお国」とは、必ずしもキリスト教の天国を意味していません。仏教に帰依した金子みすゞの意味する「神さまのお国」とは、仏教とかキリスト教という宗教的概念ではなく、むしろ、神様、仏様の温かい意思と支配のある場所、空間こそが、ここでは重要です。金子みすゞは小鳥が大きな意思と愛の支配下に置かれたと、感じたのです。ここには、金子みすゞのスピリチュアルな感性と思考があらわれています。小鳥のいのちは、今、大きな安らぎの中にあると解釈したのです。このような大きな意思や愛と力を、人間を超える垂直関係で見ることがスピリチュアリティの感性であり、思考法です。

さて、今、金子みすゞの詩を見ながら、スピリチュアルな感性とか、スピリチュアルな思考法について触れました。これは人生の見方、理解の仕方にかかわることで、視点の転換です。これを少しまとめると、次のようになります。

（1）垂直の関係

スピリチュアリティの感性とは、物を水平関係のみで見るのではなしに、垂直の関係でとらえる感性です。水平関係は人と人との関係ですから、有限性を乗り切れません。スピリチュアリティはこの有限性を脱却して、垂直的関係で人を見ることで、将来の希望を見いだすことができます。また、スピリチュアルな思考法は、人間を超える神との関係性で思考する方法です。このような感性や思考法を人間の垂直的理解と言ってよいと思います。人間には、このような超越的な存在との信頼関係、堅い絆を持ちたいという願望があります。そうすることで水平関係が崩れたり、行き詰まったときの解決の道になるのです。特に人生の意味や目的、存在の理由など、非常に個人的、実存的、宗教的な問題の解決は、このような垂直の関係を持たない場合は解決は相対的となり、本当の意味で納得できるものにはならないのです。

（2）超越的なものとの関係がもたらすもの

このような超越的なものとの関係は三つの要因でできています。心理的、哲学的、宗教的要因です。

その共通要因は「癒やし」ということです。「癒やし」とは、健康の「回復」、人間関係での「和解」、見失ったものへの「気づき」などと言い換えることができます。癒やしは、回復、和解、気づきなどと言い換えることができるわけです。癒やしのもたらすものは、失われた人生の意味を回復したり、不安や恐怖に怯える心に平安を与えるものだったりするのです。

(3) 魂の故郷(自己回復、自己肯定、癒やし)の力

スピリチュアリティが求めているものを、別の言葉で言い換えると、それは魂の故郷です。魂の故郷には、自己肯定、自己回復という癒やしがあります。慰め、励まし、希望の自己回復があります。スピリチュアリティには傷ついた人や死にたいと考えている人を包み囲む包容力が満ちています。呻《うめ》き、叫びをあげて苦しんでいる魂を包んで、癒やして、立ち上がらせる力がここにあるのです。

先ほどの青年は、このスピリチュアルな助けを求めていたと言えるでしょう。超越的な存在を見つけることで与えられる存在の土台や意味、また、生きる力を求めていたのです。このようなものは、私たち人間関係の有限な世界や相対的世界では本当のものが見いだせないのです。本当の価値は超越的世界との関係の中で与えられるものです。

実は、このようなスピリチュアルな感性や思考法は、日常生活でも働いているのですが、特に、いのちの危機で覚醒するという特徴があります。それをスピリチュアリティの覚醒と呼んでいます。

三　キリスト教の世界がもたらす恵み

ここで聖書が持つスピリチュアリティについて考えてみましょう。聖書は私たちの人生をどのように見、私たちに何を与えようとしているのでしょうか。

初代教会の伝道者であるパウロの言葉に注目してみたいと思います。（聖書の引用は新共同訳によります）

そればかりでなく、苦難をも誇りとします。わたしたちは知っているのです、苦難は忍耐を、忍耐は練達を、練達は希望を生むということを。（ローマの信徒への手紙五・三―四）

正しい人のために死ぬ者はほとんどいません。善い人のために命を惜しまない者ならいるかもしれません。しかし、わたしたちがまだ罪人であったとき、キリストが私たちのために死んでくださったことにより、神は私たちに対する愛を示されました。（同　五・七―八）

パウロは当時のユダヤ教のエリート教育を受けて将来を嘱望された人物です。しかし、いつも心の中に真実な生き方を求めて苦しんだ人です。自分の心を見れば見るほど、神様の意思に沿えない自分がいると感じました。何とか救われたいと努力すればするほど、自分自身の弱さに気づき、とうとう、

「善をなそうという意志はありますが、それを実行できないからです……わたしはなんと惨めな人間なのでしょう」（同　七・一八、二四）と叫び声をあげています。そのような苦しみの中でイエス様に出会って救われた人です。パウロはこの経験の後、ユダヤ教からクリスチャンになったことで、ユダヤ教の指導者たちから憎まれ迫害されました。パウロは次のように書いています。「わたしたちは耐えられないほどひどく圧迫されて、生きる望みさえ失ってしまいました。わたしたちとしては死の宣告を受けた思いでした」（コリントの信徒への手紙二　一・八b―九a）と。パウロはこの告白にあるように、生きるのを諦めて死を覚悟したというように非常な苦難を体験した人です。

このパウロの言葉ですから、私たちにも大変興味があるところです。このパウロの言葉には、大きく二つのテーマがあります。一つは「苦難は誇りである」というテーマ、もう一つは「神の愛は罪人に注がれている」というテーマです。この二つのテーマは、両方とも一般的な常識とは反対のことを言っている点で興味深い言葉です。そこで少し聖書の中のパウロの言葉に注目して、パウロが言いたかったことに心を傾けてみたいと思います。

1　苦難は誇りである

苦難が誇りだというのは、不思議です。苦難はできれば避けたいことですが、パウロは「誇り」だと言います。

そればかりでなく、苦難をも誇りとします。わたしたちは知っているのです、苦難は忍耐を、忍耐は練達を、練達は希望を生むということを。（ローマの信徒への手紙五・三―四）

この「誇り」という言葉は「喜び」とも訳されます。そう訳すと、苦難を「喜ぶ」と言った理由は何でしょうか。パウロは「苦難」を通じて「忍耐」を学ぶからだと言います。この「忍耐」というのは、苦難を我慢するという意味よりも、「不屈の精神」と訳せるところです。苦難があるから人は悩み苦しみながら少しずつ強さを身につけて「不屈の精神」を身につけることができるのです。人生で何でも順調に運んだら、人は本当の意味での強さを身につけずに終わり、人の痛みを理解することができない高慢な人間になってしまうでしょう。

苦難を経験した人は自分の弱さを認められる強さを持ちます。苦難を経験し自分の弱さを知った人は、自尊心という厄介なものから解放されて、弱くてもよいと言える自由を持ちます。

苦難を通じて、忍耐を身につけ、それが「練達」を生み出すと言います。「練達」は「練られた品性」、「練られた人格」です。その人の中から出てくる人格的輝きであり、温かみであり、人を心から尊敬し愛する心です。このような練達した人格は、人を慰め、生かす力を持つものです。これが人間の本当の価値です。「練られた人格」は、希望を生み出すと言います。繰り返しやってくる苦難を経験し、人格的豊かさを持つことで、人生を肯定できるようになります。苦難の先には出口があると信じられるのです。ですから練られた人格は希望を生み出すというわけです。

これで苦難は誇りであると言った言葉の意味が少しわかりました。しかし、まだ私たちは本当にそう言えない不安を持ちます。そこでパウロは苦難を誇りにできるようになる理由を説明します。自分の力や知恵を頼りにしてはできないが、神様の愛を受けて、神様の支えと励ましを受けて初めて可能になると言います。つまり、パウロは自分の力の限界を痛いほどよく知っていたので、神様の愛にすがるしかないと大胆に言うのです。パウロは自分の限界を正直に認める勇気のある人でした。

これが最初のテーマ、「苦難は誇り」だという点です。

今日、私たちに必要なのは、困難や苦難から逃げるのではなく、むしろ、襲ってくる苦難を迎えて立つ強さではないでしょうか。パウロが死の危険を感じながら、その中で希望を持ち続けられたのは、キリストの愛に支えられて苦難を通じて自分自身が強く成長していくことを知っていたからです。

パウロは苦難は誇りだと言い、そう言えるのは、神の愛が注がれているからだと言いました。しかし、神様の愛があれば本当に強くなれるのでしょうか。そこでパウロは神様の愛がどういうものかがわかれば納得できるはずだと言います。神様の愛のすごさは私たちが考えるようなちっぽけな愛ではないと言います。では、どんな愛なのでしょうか。それが次のテーマです。

2　神の愛は罪人に注がれている

二番目のテーマは、罪人のためにキリストは死んでくださったという点です。

正しい人のために死ぬ者はほとんどいません。善い人のために命を惜しまない者ならいるかもしれません。しかし、わたしたちがまだ罪人であったとき、キリストが私たちのために死んでくださったことにより、神は私たちに対する愛を示されました。（ローマの信徒への手紙五・七―八）

テーマは、神様の愛は罪人に注がれているという点です。罪人とは神様から離れて自分勝手に生きる人間です。神様から離れて失敗し、行き詰まり、自己嫌悪に陥る人です。パウロは、正しい人のために死ぬ人はいないと言います。正しい人の身代わりになる必要はないからです。「善い人」とは、親切な人という意味です。親切な人のためならば身代わりになって死ぬ人もいるかもしれないと言います。しかし、神様のことなど理解せず、自分勝手に生きて、ついには助けを求めるようなわがままで身勝手な人々の身代わりになる人なんていません。

実は、パウロが言いたいのは、そんな罪人を神様のほうが救いたいと願っているということです。ご自分の独り子を十字架にかけて、私たちの身代わりとなる道を選んでくださった神様がいると言うのです。神様はご自身に痛みを負って私たちを救ってくださったのです。神様の愛はご自分が痛みを負うほどのものであると言います。ここに私たちは生きる道を見いだすことができるのです。自分の努力で解決するのではなく、救いが与えられるのです。無力で自分では出口が見いだせない。けれども、神様が救いの道を開いてくださり、将来への希望を与えてくださったのです。

ここにキリスト教のスピリチュアリティがあります。神様という超越者が私たちのために痛みを負うのです。神様は自分中心でわがまま勝手な人間を救うために、ご自分の神の子としての地位、立場を捨てて、私たちのところに降りて来てくださったということです。最後には十字架にかかり、私たちの身代わりとなってくださったのです。

ここで大切なのは、神の子イエス様という超越者が上から下に降りて来てくださった点です。腰を低くする、いのちを投げ出すことです。超越者が自らの立場、身分、特権を捨てた理由は、私たちが罪の束縛から解放されてほしい一念からです。ここに神様の燃えるような思いとすごさがあります。私自身もイエス様の思いに心動かされて、イエス様に従う決心をした者です。初代教会の人々をはじめとして、キリスト教の歴史に加えられた人は、イエス様の愛に心動かされて、このイエス様に従うと決心した人たちです。キリスト教のスピリチュアリティは、神様の強い愛によって人は救われ、生かされ、喜びの人生に入れられるということです。

四　天国に旅立った老人の話

最後に人生の危機に直面して、眠っていたスピリチュアリティが顕著に覚醒し、新たな人生を歩んだ人のお話をして終わります。ここで、スピリチュアリティの覚醒を経験した人が、その後、どのように変わったかを見たいと思います。

私は、大阪の病院でチャプレン（病院付き牧師）の働きをした経験があります。そこにはホスピス病棟があって、ガンの終末期の患者さんが入院されていました。その患者さんの一人の男性のことをお話しします。この患者さんは肝臓がんの末期でした。大きな体の方でしたが、肝臓がんにかかって骨と皮だけにやせ細ってしまいました。病状が悪化して顔も体も黄疸《おうだん》が出ていて腹水がたまりました。お腹が大きく膨らんでいました。ベッドに寝てばかりいると、体が固くなって動けなくなります。この患者さんは立ち上がって、点滴のビンをぶら下げて歩き出しました。ベッドから立って部屋の外に出た廊下のところで足が動かなくなって、つまずいて倒れてしまいました。患者さんのお連れ合い（夫人）と看護師の方が身体を抱きかかえてベッドに運びました。私がベッドのところに行ったときには、患者さんはシーツを顔に掛けて男泣きに泣いていました。病気にはもう勝てないほどに弱りはてた患者さんに、病をかかえた自分の人生とどう向き合うかが突きつけられていました。私が毎日患者さんのところに行っているうちに、少しずつ心を開いてくださり、信頼関係ができてきました。

ある時、患者さんが私に言いました。「聖書を読みたいのですが」と。私は少し耳を疑いました。本当に読まれるのかと。病院のチャプレンですから聖書を持って行き、渡しました。私は本当に読んでくださるかどうか内心疑っていました。数日後、この患者さんが「聖書って面白いですね」と言われました。私は正直、驚きました。そこで「どうして、そう思われますか」と尋ねました。するとこの患者さんは「聖書の中にけんかの話があるんですね」と言われました。創世記のカインとアベルの話（創世記四・一―二六）を読まれたようです。患者さんは聖書に興味を持ってくださいました。そして、徐々にキリスト教にも関心を持つようになりました。ある時、この患者さんが遠慮がちに「私でもクリスチャンになれますか」と尋ねられました。私は「あの十字架にかかったイエス様は、私たちの罪の身代わりとなってくださったのです。あのイエス様を心に迎え入れれば、それでクリスチャンになれます」と答えました。この患者さんは、すぐに答えました。「私もクリスチャンになりたい」と。私はこの方の手をとって、目を閉じて祈りました。「主イエス様、あなたが私たちの罪をすべて背負い罪の赦しを与えてくださったことを感謝いたします。あなたがこの方のこれからの歩みを導いて養い育ててください。アーメン」。そして、次の日患者さんはベッドで寝たまま洗礼式を行って、クリスチャンになりました。

ではクリスチャンになったら、神様が奇跡を行ってくださって、健康になったでしょうか。クリスチャンになったので、病気から癒やされてピンピンと元気になったでしょうか。そう上手くいきませんでした。だんだん黄疸が強くなり、体は弱り、死が近づいて来たのがわかりました。ある日、この患者さんが私に言いました。「先生、いろいろお世話になりました。もう病気は治らないと思います。先生にはお世話になって、何もお返しできませんでした。私が天国に行ったら、先生のために一番いい席を用意しておきます」と言われました。私は非常にうれしく思いました。

私がうれしかった理由は三つあります。第一は、患者さんが自分の死について語る自由を持っていたことです。今、死を迎えようとするとき、怖い、死にたくないと叫んでいません。自分の死について語る自由が与えられていることを、私は大変うれしく思ったのです。この自由はどこから来たものでしょうか。それは十字架のイエス様を信じて心の中に迎え入れたときです。十字架のイエス様が自分の罪のために死んでくださったと信じたとき、患者さんは自分の過去の過ちも、現在の苦しみも痛みも、これから来る死後のこともすべてイエス様に委ねたのです。それが信仰です。信仰というのは自分の思い、不安、恐れ、望み、期待もすべて自分の手から離してイエス様の手に握っていただくことです。イエス様の愛と人格に任せ切ることです。

第二にうれしかったことは、この患者さんは自分がどこに行くかを知っているということです。死んでゆく人が死んだ後どこに行くのかを知っていることを私はうれしく思いました。イエス様が待っていてくださる天国へ行くのです。それはなんという御恵みでしょう。いろいろ誤ったことを犯し、人に迷惑をかけ、ぼろぼろになった人間が天国に迎えられるのです。この患者さんは、イエス様を心から迎えたとき、自分でも天国に迎えていただけると信じたのです。それほどにイエス様の十字架の愛が心に迫って来たのです。キリスト教はイエス様を救い主として心に迎え入れる宗教です。苦行をしなくては救いが無いとは言いません。難しい神学を学ばなければ心に平安が来ないとも言いません。病気の人は病気のままで救われます。仕事もなく、家もなく、誰からも見放された人も、イエス様を心に迎えるだけで神様の子として迎えられ、神様の家族に加えられます。ただ、イエス・キリストの十字架の死はわたしの罪の身代わりだと信じて、わたしは神様の子になりたいと決心するだけです。イエス様の弟子にしてくださいと心に決めれば、充分なのです。

そこがキリスト教の素晴らしさです。すべての人に開かれた宗教だから、誰でも救いを経験することができるのです。

天国に行ったとき、私たちはそこで再び会う喜びにあずかるのです。イエス様が私たちのような神様を無視した勝手者に、温かいまなざしを注ぎ、救いの手を差し伸べてくださったことに感謝して、自分を任せるのです。

第三は、患者さんが人のことに気を配る余裕が与えられていることです。死の間際にありながら、人のことにも心を配る余裕があるのです。この余裕はどこから来たのでしょう。神様のことなど、心にとめることさえしない者たちにも、神様のほうから心を配って救いの中に加えてくださったことを知ると、私たちの心に余裕が生まれるのです。この患者さんは、この私のことに心を割いてくださって、天国の一番いい席を用意しておきますと約束してくださったのです。

この患者さんは、わがままで自分勝手な人で、家族を苦しめ、奥様や娘さんを泣かせた人です。自分の欲望のままに生きてきた傲慢《ごうまん》な人です。その人が、死に直面して自分の弱さに気づかされて、神様にすがったのです。イエス様に出会うことで過去の清算ができ、未来への希望を持って死を超える世界に旅立つことができたのです。ここにキリスト教のスピリチュアリティがあるのです。それは、愛、赦し、平安、希望です。この恵みがすべての人に開かれているとキリスト教は伝えています。


（二〇〇九年十月二十八日、聖学院大学創立記念講演より）

第十一章

スピリチュアリティと心の援助

現在、心の援助を必要としている人たちがたくさんいるという現実があります。それとスピリチュアリティがどうかかわっていくのか。ご一緒に考えてみたいと思っております。

一　自己喪失の時代

最初の問題は「心の問題」です。この「心の問題」をどうとらえるか、ということが一つの大きなテーマです。心を失う、心が病む、あるいは心が痛んでいるということはどういうことなのか。これにはいろいろなとらえ方があると思います。

ここでは、心の問題を現在の自分自身を喪失している状況と考えてお話をさせていただこうと思います。つまり、私は自己を喪失している時代というのが現代の特徴であると思っています。そして、それは具体的に言えば、生きがいを持てず、生きる意味や目的を見失っているということです。

私はいつも学生さんと付き合っております。また教会関係の方のカウンセリングをしたりします。ときには高齢者の方、定年退職をなさった方で、ちょっとうつ的な方、あるいは生きがいを失ったような方にもお会いします。それから、引きこもりとか不登校、あるいは離婚しそうな若い夫婦にもお会いします。そういうところに私は自分の足を据えております。

その中から見えてくるのは、あらゆる世代の人が生きがいを見いだすのに困難しているということです。特に若い人たちと話をしますと、自分は何のために生きているのか、あるいは、どうやって自分は自分の人生を生きればいいのかと悩んでいます。ある人は生きていても仕方がないと自殺をほのめかします。

第一の問題は、人々が非常に孤独だということです。関係を喪失しているといいますか、他者の存在が自分の存在の中に入っていないという状況です。だから、形式だけの友達がいるのだけれども、信頼関係――本当に自分が困ったときに、その人に相談したいという関係――ができていません。信頼関係がつくれないのは、非常に傷つきやすいことが理由として挙げられるかもしれません。傷つくことを恐れて、自分から人とかかわることを避けてしまっていると言えるかもしれません。第二の問題は、家庭も安心の場になっていないことです。第三に、社会全体の問題があります。

私は大阪に住んでおりますけれども、梅田というところを夜中に通りますと、夜中の十二時になっても若者たちがいます。座り込んで何かしています。帰る家がないような状況です。今、そういう若い人たちがたくさんいるわけです。定職を持たないニート（NEET：Not in Employment, Education or Training）あるいはフリーターと言われているような若者たちが増えています。自分がしたいことがわからずに、探しているのかもしれません。定職に就かずに一時的に試してみる若者が増えています。このような状況の根底にある問題の一つは自己喪失ではないかと思っています。「自分」というものをつかみきれていない。あるいは、「自分」の興味のあること、やりたいことがわかっていないという状態です。

その原因がどういうところから出てきているかというと、おそらく次に挙げるような問題があるのではないかと思います。一つは競争社会の中で人々が自分を見失い、自信を喪失していることです。競争社会の中では、利益や効率が求められ、一人ひとりが利益、効率を上げるための道具になってしまっています。例えば、会社の中にいても、本当の人間らしい自分を出せない状況があります。会社に利益をもたらすための道具になってしまっていて、気がついてみると、自分を失っている、自信がないということではないでしょうか。

第二の問題は家庭が崩壊して、そこに安らぎがないということです。家に帰っても、そこには自分が安心できる場がない。いろいろな事情があります。例えば、お父さん、お母さんが非常に忙しい、あるいはお父さん、お母さんも非常にストレスが高い。だから、子どもの話なんか聞いてやれないという状況があります。特に若い人たちが、そういう家庭の崩壊の中で傷ついています。

第三は、社会の問題です。非常に不透明な社会で、社会自体が目的を失っていて、社会の進む方向性が失われている状況があります。

しかも、人々が宗教に対して懐疑的です。例えば、オウム真理教が出てきたあたりから、非常に宗教について懐疑的です。白装束の人たちが出てきたりして、あれは何だったのかよくわかりませんが、不可解な行動をする変な宗教が出てくるので、人々は宗教に非常に懐疑的になっています。

現代社会が、競争社会であるということは、別の言葉で言えば、能力至上主義の社会とも言えます。能力でしか人の価値を判断しませんから、人間性を破壊するような状況があります。例えば、不登校の子どもさんたちに会ってみると、大体、子どもさんたち自身が能力しか評価しない社会の被害者です。非常に心が傷ついています。家庭の中でも、お父さんやお母さんが温かく迎えて受け入れてくれるというよりも、「勉強しなさい」「いい学校に行きなさい」と言われ続けています。成績が悪い子どもたちは自分をどう引き受けたらいいかわからない状況で生きています。出口がない状況です。能力でしか評価されないということがまさに小さいときからインプットされているものですから、非常に若い人たちが苦しんでいます。

それでは、問題を抱えた若い人たちに対して、現実にどんな援助が与えられているかというと、カウンセリングや精神医学などです。教育もそうです。例えば、教科を少し変えようではないかとか、教師の再教育というようなことを国は考えています。それでも必ずしもうまくいかない。あるいは、社会の制度とか機構を少し変えて、もう少しみんなが活き活きと生きられるような社会をつくろうとします。でも、これもなかなか大変です。宗教の立場からは、もっと宣教してもっと宗教の心がわかってもらえたら問題解決になるのではと考えています。いろいろの提案や試みがなされていますが、問題は未解決です。

二　スピリチュアリティへの社会的関心

そのような状況の中で、今「スピリチュアリティ」に関心が集まってきています。スピリチュアリティに目を向けることによって、これまでお話ししてきた現代人の心の問題に対しても打開策を見いだすことができるのではないか、という期待が寄せられています。

スピリチュアリティへの関心がどこから出てきているかというと、第一は、一九九八年にＷＨＯが健康の定義を改正しようということになったことからです。このとき身体や精神の健康、そして社会的健康を問題にするだけでよいのか、スピリチュアルな健康もあるのではないか、そこで「スピリチュアル・ウェル・ビーイング」という言葉を定義の中に新たに入れようかという提案がありました(1)。結局それは、現在の定義でよい、大体まだうまくいっているという判断で先延ばしにされています。

第二は、一九六七年以降、ホスピスの運動が世界的に展開していますが、終末期におけるケアとして、そこでは霊的なケア、スピリチュアルケアということが一つの大きな柱になっていることです。それは皆さん方もご存じだと思います。ホスピスは四つの柱を立てています。第一は、肉体的な苦痛の緩和、いわゆる疼痛《とうつう》という痛み、がんの慢性の特有の痛みを取るということです。第二は、精神的な痛みの緩和、第三は、社会的な痛みの緩和、第四に霊的な痛みの緩和ということを言っています。そういうところで、このスピリチュアリティへの関心が非常に高まりました。

第三は、エリザベス・キューブラー・ロスが『死ぬ瞬間』(*On Death and Dying*, 1969) という書物の中で、死を受容するまでのいくつかの段階を挙げていますが、その一つに「取り引き」ということが語られていることからです。キューブラー・ロスは、「ほとんどの取り引きの相手は神であり、……私たちがいつも驚かされるのは、すこしでも命を延ばしてもらえるならば、『人生を神に捧げる』とか『教会に奉仕する』と約束する患者があまりに多いことである」[2]と言っています。つまり、ふだんはそれほど真剣に教会や信仰のことを考えない人も、人生の危機になると、神とか超越者というものが非常にリアリティを持って迫ってくると言っています。そういうものがスピリチュアリティです。

以上のような事情、理由だけではないと思いますが、今、社会の中でスピリチュアリティが非常に関心を持たれてきています。スピリチュアリティは、現在、非常に幅の広い概念として理解されてきているように思います。例えば、スピリチュアリティにかかわるものとして、よく取り上げられるものは音楽、絵画、小説、オカルト、疑似宗教など、非常に広い範囲にわたります。

この点で指摘したいことは、皆さん方が紀伊國屋書店など大きな書店においでになればおわかりになりますけれども、少し前までキリスト教や仏教関係の書籍が置かれていた書棚が、今はほとんどスピリチュアリティ、ヒーリング関連の本でいっぱいとなっていることです。つまり人々が伝統的な宗

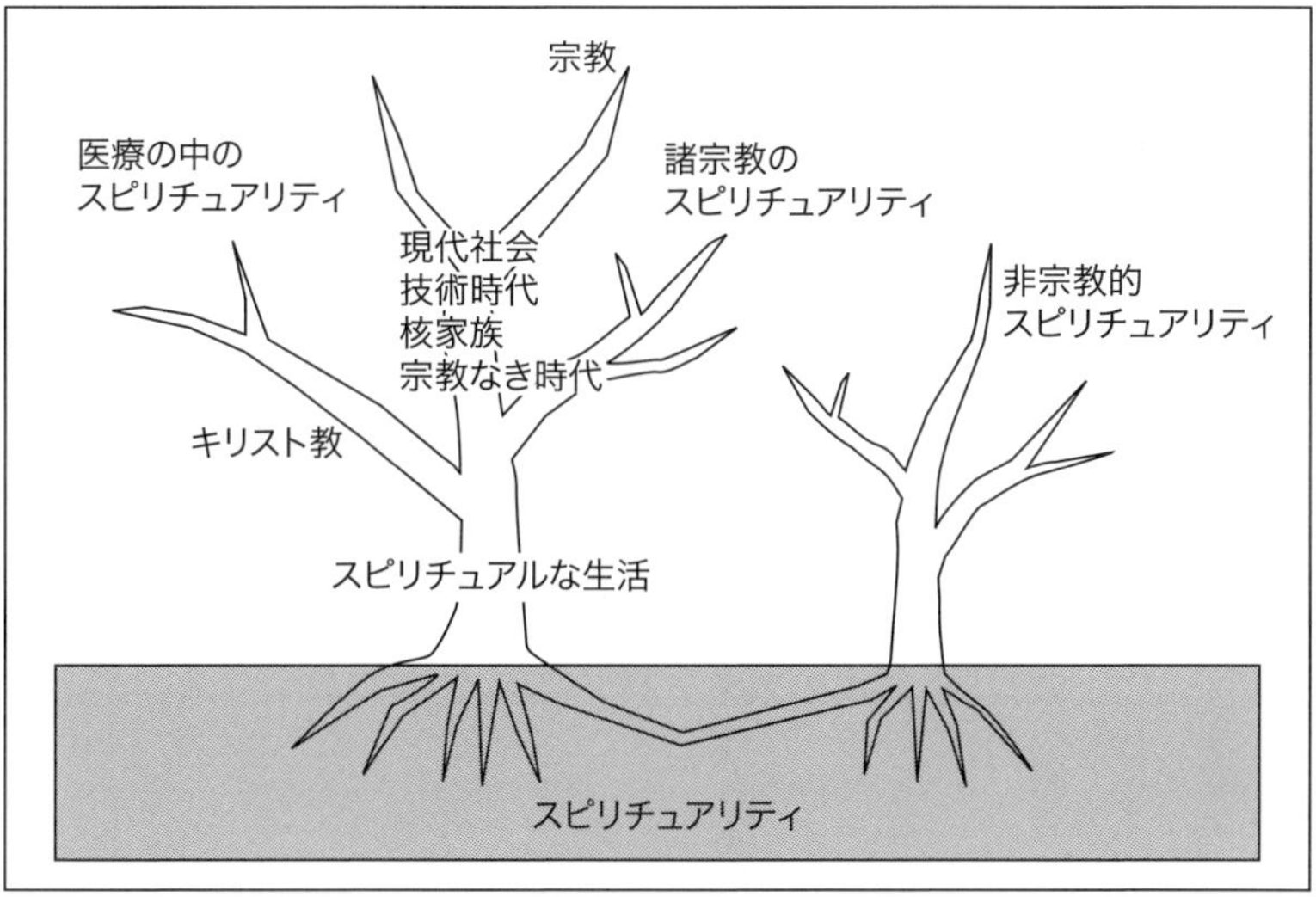

図　スピリチュアリティの木

教から、「癒やし」に関心を移していることがわかります。音楽にしても、癒やし系の音楽が盛んです。この会場にはクリスチャンの方がたくさんおられると思いますけれども、その方々でもそういう音楽を聞いてみると、心を癒やされると思います。確かに、落ち着きます。安心する感じがします。現代は癒やし系のものが社会の中で非常に必要とされている時代です。

スピリチュアリティと宗教は非常に近い関係です。図に示しましたように、スピリチュアリティと宗教という概念を比べると、スピリチュアリティという概念のほうが、より広い概念です。スピリチュアリティという大きな土壌から宗教が出てきています。宗教の中にはキリスト教、あるいはほかの宗教もあるでしょう。そして先ほどのホスピスでのスピリチュアルケアは、医療の中での魂へのケアをどうするかという問いへの一つの答えなのです。

ところが、このスピリチュアリティの中には非宗教的なスピリチュアリティもあります。例えば音楽とか絵画なども人の心を癒やすのです。ですから、例えば音楽の持っているスピリチュアリティも、この宗教が持っているスピリチュアリティも、どこかで共通するかもしれないのです。「癒やし」という点で宗教とスピリチュアリティは共通点があるのです。ホスピスでのスピリチュアルケアは人生の最後に自分の死後の世界を見いだすことへの援助です。この「見いだす」という作業が癒やしなのです。

三　スピリチュアリティと人間のあり方

1　人間の三つの関係

私たち人間の関係のし方には、三つの形があると考えています。一つは今日皆さん方とこうやってお話をさせていただいているように、「ワタシとあなた」という関係があります。ところが、それだけで私たちは生きているわけではありません。人生が危機に直面したときは、もう一つの「ワタシの中のわたし」というものと直面しなければならないことになります。

例えば、私は大阪市にある病院のホスピスで少し働いたことがあります。がんの末期の患者さんがホスピスに来られたときに、「なぜ私がこの病気にならなければならなかったんでしょうか」、「なぜ私ががんになって、ほかの方はそうではないのか」と私に言われます。このような問いには決まった答えはないでしょう。また、「私は特別に悪いことをしたことがないのに」、「先生、私は罰が当たったのですか」と悲痛な訴えをされます。

私たちは自分が危機的な状況に立つと、自分というものを深く掘り下げて見直そうとします。たくさんの方が、がんで亡くなっていきます。年間三〇万人です。日本では亡くなる方の大体三分の一ぐらいの方が、がんが原因で亡くなっていくわけです。今日ここに例えば一〇〇人おられるとすると、三〇人ぐらいの方はがんで亡くなる。私はがんは怖いから、向こうへ行ってくださいと言っても、がんが飛んで行くわけではない。みんな、誰でも嫌です。

がんの末期の状況をごらんになったら、あんな状態になるんだったら治療を受けずに早く死にたいと思われる方はたくさんいると思います。手術をして、抗がん剤を打って、放射線療法をして、そして最後はからだにチューブをいっぱいつけて、亡くなっていきますね。あれが本当に望ましい死だろうかと、みんな思います。つまり、私たちは危機的な状況に立たされると、誰でもが「ワタシとあなた」という関係だけではなくて、「ワタシとわたし」という関係をもう一度見直さざるをえないということです。

危機に直面すると、私は、どこから来たんだろうかと必ず考えます。もちろん、私たちは母親のおなかから出てきているのですが、お母さんのおなかから出てきたのですと言われても、それで納得できましたなんて言う人は一人もいません。自分はどこから来て、どこに行くのだろう。そして、私たちの人生には、何かの計画や意思が働いているのではないかと思います。

この私たちの人生に働いている大きなものがどういうものかということは、人それぞれによって違います。でも、その大きなものの支配とか、計画とか、あるいは意思とかいうものがあってほしいとみんな思っています。宗教を持っていないと言っている人も最後は宗教に似たものを創り出していきます。

岸本英夫さんという宗教学者がいました。『死を見つめる心――ガンとたたかった十年間』(3)という本を書いておられます。がんになられた方は、この本を多分お読みになると思います。この方は宗教学者ですけれども、自分は宗教を持っていないと言っています。子どものときは、お父さんはクリスチャンでしたからキリスト教の家庭で育ったのですが、途中で、奇跡を信じる宗教なんか信じられないとそれを捨てたのです。そして、宗教学者ですけれども、自分は科学的な宗教学をやると言って、宗教の外から宗教を見る宗教学をなさった方です。この方は最後に、自分で神を創り出して納得させようとしました。それは、疑似宗教を創り出しているとも言えます。

人間というのはそうでもしなければやっていかれない。つまり、そうでもしなければ自分を支えることができない。それが人間の姿だと思います。人間は、「ワタシとあなた」「ワタシとわたし」そして第三の関係である「ワタシと超越者」、この三つの関係の中で生きています。そして、私たちが「ワタシと超越者」という関係としてどのようなものを持っているかということは、非常に重要です。つまり、「ワタシとあなた」という関係だけでは人間は生きられない。また、「ワタシとわたし」だけの関係では生きられない。最後にはこの第三番目の「ワタシと超越者」の関係を人間はどうしても必要としている存在だということです。

2　非日常とスピリチュアリティ

それではこの「スピリチュアリティ」と申し上げたものは、実際は宗教だけしか持っていないのかという疑問が出てきます。結論を先取りするようですが、必ずしもそうではないのではないか。先ほどは音楽や絵画を挙げましたが、文化的なスピリチュアリティもあるでしょう。

どういうことかというと、例えば文化的遺産を取り上げてみましょう。皆さんの中に京都がお好きな方がおられると思います。京都に行って、お寺の仏像の前に座っていますと、やはりすごい世界がそこにあると思いますね。私たちの日常の生活を超えたもの、非日常的なものがあそこにあります。それは心理学者ユングなどの立場から言えば、宗教的なものがそこにあるということなのです。宗教的と言わないでも、もう少し別な言葉で言えば、スピリチュアルなものだと思います。つまり、自分を非日常的な世界へといざなってくれる。そして、その非日常的なものの中にいることで、私たちが非常に安心する、あるいは自分自身を取り戻す、ああ、これが私だったのだと気づかせてくれるものがあるのです。

　スピリチュアリティの中の一つに、宗教的なスピリチュアリティがあります。キリスト教、仏教などに触れて受ける無限や永遠の感覚などです。文化的スピリチュアリティもあります。また、山、海、森林といった自然にもあると言えます。それは自然のスピリチュアリティです。例えば、高野山などへ行ってごらんになってみると、宗教的、文化的、自然的スピリチュアリティのすべてに触れることのできる非常にスピリチュアルな世界があそこにはあります。そこは非日常的な世界に私たちを引っ張っていき、癒やしを与えてくれる世界です。

3　スピリチュアリティの構造と心のケア

　では、スピリチュアリティというのは何かというと、私はその特徴をあらわす三つのキーワードがあるのではないかと思っています。

　そのキーワードの一番目は、「聖なるもの」に触れるということ、あるいは自分を超えたものに触れるということです。この聖なるものというのは、必ずしも「神」とかではなくて、もう少し別な言葉で言えば、「超越しているもの」です。二番目は、「癒やし」ということがキーワードになります。つまり、スピリチュアリティと言ったときには、この癒やしがそこにはあります。三番目のキーワードは、自分自身をもう一度取り戻すことができる――「自己存在」の確立ということです。スピリチュアルなものに出会うと、ああ、私はこれなんだなということを再発見する。そういうものを、このスピリチュアリティは持っていると思います。

スピリチュアリティというのは、もうちょっと申し上げれば、大きな存在、聖なるもの、超越的なものと、私がかかわっているかかわりの中で、自分の人生を「枠づけ」ているものではないかと思います。ですから、そこで初めて自分の生きる意味とか生きていく方向性を見いだせるものです。あるいは、たとえ自分がだめだと思っていても、そこから与えられる「枠組み」の中で自分の存在の価値を見いだすことができます。ですから、このスピリチュアリティが持っている第三番目の特徴は、この存在の枠組みを私たちに与えてくれるということです。そこでの私の生き方、私の人生の意味、つまり、これが私だということを教えてくれる。自己アイデンティティが確立するということです。

私たちが疲れ果てて、もう私はどうなるのだろうかと行き詰まっているとき、スピリチュアルなものに出会うことによって初めて、ああ、私はこれで生きられそうだというものが出てくるのです。だから、現代人というのは非常にスピリチュアルなものを求めているのです。

四　スピリチュアリティと宗教

精神的ケア、宗教的ケア、スピリチュアルケアの三つの関係について、私は次のように考えています。

一つ目は、「精神・心理的なケア」です。心の問題が出てきますと、カウンセラーのところへ行って話を聞いていただきます。そこで自分を取り戻していきます。あるいは自己発見していきます。こういう心のケアをする人、精神科の医師やカウンセラーを必要とします。

二つ目は「宗教的ケア」です。宗教も心の問題に深くかかわります。牧師や僧侶が、自分の信ずる信仰に立って行うケアがあります。

ところが、私たちの中には宗教が嫌いな人もいます。問題を持っていても、宗教に助けを求めたくない人もいます。けれども特に、私たちが、自殺を考えたり、死んでも構わないと思ったり、あるいは、病気のために死が避けられないような状況になってくると、みんな「自分の人生」を振り返ります。私が死んだら家族は困る、特に母親は心を痛める、と考えると思います。そこで出てくるのが罪責感です。罪責感というと、非常に宗教的で強い言葉ですけれども、悔いる、後悔する、あるいは反省するなどです。死に直面すると、人生を振り返って後悔することをたくさん見つけ出して、申し訳ないことをしたと罪責感を持つものです。その方々の中には、もちろん専門のカウンセラーのところに行って話を聞いてもらい問題が解決する場合もあります。でも、私たちは人生の中で、取り返しのつかないようなことをしたという思いを持つ場合もあります。

私も病院の中でそういう方々に出会いました。自分の子どもを中絶しなければならなかった女性が入院されました。そして、自分が終末期がんになって死を迎えようとしたときに、その方は自分の子どもを殺したことを思い出して非常に深い罪責感に苦しまれました。その方は、普通の大きな病院に入院していたのですが、最期は家族に頼んでチャプレンのいる病院のホスピスに転院してきました。その方が、私に最初に言ったことは、「先生、私は天国に行かれるでしょうか」ということでした。その方は黄疸《おうだん》が出て、肝臓がんの末期で、もう到底治る状況ではありませんでした。その方は、おそらく肉体的に死を迎えることは、納得していたと思います。病気が治ることは、もう諦めていたと思います。でも、本当に私は神の前に立てるのかどうか、自分が犯してきた問題は赦《ゆる》されているのかどうかが問題でした。そういうときに、この宗教というのは本当に力を持ってきます。宗教しか赦しを与えることはできないのではないかと思います。

私が言おうとしていることは、宗教というのは「魂の救い」を扱っているということです。三つ目の「スピリチュアルケア」も魂の問題を扱っていますが、スピリチュアルケアというのは「癒やし」が中心です。ところが宗教は違うのです。スピリチュアルケアも宗教も非常に似ています。宗教とスピリチュアルケアのどこが違うかというと、スピリチュアルケアは自分の一部が傷ついているときに「癒やし」を与えます。例えば腕が痛んでいて、治療しなければいけないから、そこを治療する、というのと同じです。

宗教というのは、その人の存在全部が「救われなければならない」ときに力を発揮します。いい音楽を聞いて、ああ、私の心はよくなりましたという程度ではないのです。つまり、その人が神様と出会うことで罪に染まった自分全体が「赦され」なくてはなりません。それは信仰の世界です。

スピリチュアルケアというのは、そこで自分が痛んでいるものに気がついて人に助けを求めれば、人間でもできることです。けれども「魂の救い」というのは神様にしかできない事柄なのです。

しかし、私たちの社会は、危機に直面していても、なかなか宗教に飛び込めないというのが現状ではないでしょうか。

私は一九歳のときに信仰を持った者ですけれども、そのときは私も相当悩んでいたし、追い詰められていた感じもありました。私はもうそこに行くしかないと思ったので、キリスト教に入っていったと思います。献身する（牧師になろうと決意して神学校へ行く）ときも、ああ、私はもうこの世に戻ってこられないだろうなという覚悟がありました。出家するような感じで神学校へ行きました。でも、現代人は、なかなか自分を捨てることが難しい。やはり自分をいつでも持っていたいと思っています。だから、現代人は非常にスピリチュアルケアに関心を持って、「癒やし」を求めているのです。けれども、「救い」の宗教がどうしても必要な部分もあるということです。

スピリチュアリティというのは「癒やし」、つまり「回復する」とか「保存する」ということです。ところが、その根っこには人間の現状を肯定しているということがあります。ところが宗教は、そこは救済なのです。どうしようもない人間が、つまり罪を持っている人間がイエス・キリストの十字架によって神の子とされる、まさに恩寵《おんちょう》です。そこがキリスト教が持っているすごさだと思うのです。

キリスト教のスピリチュアリティがあります。イエスさまがおっしゃった言葉で、「人は、新たに生まれなければ、神の国を見ることはできない」（ヨハネによる福音書三・三）というのがあります。これはキリスト教が一貫して言っていることです。つまり、キリストの十字架のあの恵みを自分のものとして受け入れることが必要です。そこでは一つステップを超えなければならない。あるいはパウロが、「わたしたちは、キリストと共に死んだのなら、キリストと共に生きることにもなると信じます」（ローマの信徒への手紙六・八）と言っています。これはパウロの信仰告白です。

五　心を癒やすスピリチュアルの世界

童謡の「ふるさと」は皆さんご存じだと思います。

ふるさと

兎《うさぎ》追いし　かの山
小鮒《こぶな》釣りし　かの川
夢は今もめぐりて
忘れがたき　ふるさと

如何にいます　父母

恙無《つつがな》しや友がき
雨に風につけても
思い出《い》ずる　ふるさと

志を　果たして
いつの日にか　帰らん
山はあおきふるさと
水は清き　ふるさと

（作詞：高野辰之、作曲：岡野貞一）

ここになぜ出したかと言いますと、私たちは、この「ふるさと」によって深く心を癒やされるからです。「兎追いし　かの山　小鮒釣りし　かの川　夢は今も　めぐりて　忘れがたき　ふるさと」。一つひとつの場面が私たちの心の原風景をあらわしています。子どもの時代に過ごした世界がここにあります。「如何にいます　父母　恙無しや　友がき　雨に風に　つけても　思い出ずる　ふるさと」。いろいろなことが人生にあるけれども、やはりふるさとに帰りたい。ふるさとが私の行くところだ、と歌われています。心が癒やされます。

『風と共に去りぬ』の一番最後のあの情景もそうですよね。スカーレットが捨てられたときに、最後に言った言葉は、「私にはタラがある」です。自分には帰る故郷がある。故郷は、私を無条件に受け入れてくれるところです。自分には自分を待っていてくれる人たちがいる。そこに行けば、自分のこの傷も痛みも全部癒やされていく。あれはスピリチュアルの世界だと思います。

私はしばしば、病室の患者さんのところへ行っては、「ご存じですか、あの童謡の『ふるさと』を覚えていますか」と言って、「ふるさと」の歌詞を一緒に読みます。みんな感動します。それでお話をします。子どもさんのときにどう過ごしましたか。ウサギを追わなかったかもしれないけれど、金魚を飼っていたりウサギを飼っていたり、お話しください、と。そうすると、そこで初めて自分を取り戻していく。それはスピリチュアルの世界、つまり自分自身をもう一度取り戻していく世界、そして自分を包んでくれる大きな世界があるという気づきとなります。

「千の風になって」という歌を皆さんご存じでしょう。

千の風になって（a thousand winds）

私のお墓の前で　泣かないでください
そこに私はいません　眠ってなんかいません
千の風に　千の風になって
あの大きな空を　吹きわたっています

秋には光になって　畑にふりそそぐ
冬はダイヤのように　きらめく雪になる
朝は鳥になって　あなたを目覚めさせる
夜はほしになって　あなたを見守る

私のお墓の前で　泣かないでください
そこに私はいません　死んでなんかいません
千の風に　千の風になって
あの大きな空を　吹きわたっています

千の風に　千の風になって
あの　大きな空を　吹きわたっています
あの　大きな空を　吹きわたっています

（原詩：作者不明、日本語詩：新井満、作曲：新井満）

（ＪＡＳＲＡＣ出１７０９４３９−７０１）

ご覧になった方があるかもしれませんけれども、最近、『千の風になって』という絵本も出ています[4]。非常に心を癒やされたと思います。その本に書かれていることもみんなスピリチュアルの世界です。

講演の最初に、現代は自己喪失の時代だと語りました。経済重視の価値観は人間を能力で測り、道具的存在にしてしまいました。人々は今、スピリチュアルな世界の大切さに気づき始めました。人間が人間として生きることができ、互いにいたわり合い、将来に夢を持てる人生を求め始めています。私たちの人生の根源であり、人生に意味と価値を与えてくれるスピリチュアルな世界に心を傾け始めました。今日のスピリチュアルな世界への関心が私たちの生活に豊かさを取り戻させてくれることを期待したいと思います。

注

（1）ＷＨＯ憲章前文における健康の定義改正案は以下のとおり。Health is a dynamic state of complete physical, mental, spiritual and social well-being and not merely the absence of disease or infirmity.

（2）エリザベス・キューブラー・ロス『死ぬ瞬間――死とその過程について』鈴木晶訳、中央公論新社、二〇〇一年、一四三頁。

（3）岸本英夫『死を見つめる心――ガンとたたかった十年間』増補新訂版、講談社、講談社文庫、一九七三年。

（4）新井満　文、佐竹美保　絵『千の風になって』理論社、二〇〇四年。

（二〇〇五年十月七日、聖学院大学総合研究所カウンセリングセンター主催のシンポジウムでの講演に加筆）

あとがき

「スピリチュアリティ」「スピリチュアルケア」は、まだ開拓の不十分な領域であるので、今後ますます研究が進み、人間生活の充実に貢献することが期待できる。特に終末期医療での患者の魂のケアとしてスピリチュアルケアが取り上げられるが、危機的状況に置かれた人間の深い苦痛にかかわるケアである。特に人間が人間らしさを失い道具的存在に成り下がり、魂を無視した快楽主義に進んでいるとき、スピリチュアルな問題への回帰が求められる。スピリチュアルな問題への真摯な取り組みによって、現代社会が見失った本当の人間らしさや、生を支える価値観を見いだすことができると期待している。人間がよりいっそうの人間性や自律性、主体性を取り戻すためのスピリチュアリティの研究が求められている。本書は、スピリチュアリティという大海の小さな岸辺からの研究である。

初出は、以下の通りである。

第一章「『宗教的思考』から『スピリチュアルな思考』へ――M・S・クシュナーの悲嘆を中心に」、平山正実編著『死別の悲しみから立ち直るために』臨床死生学研究叢書2、聖学院大学出版会、二〇一〇年、二二五―二五二頁
第二章「『スピリチュアル／宗教的ケア』の役割と課題――高見順と原崎百子の闘病日記の比較研究」、窪寺俊之編著『スピリチュアルペインに向き合う――こころの安寧を求めて』スピリチュアルケアを学ぶ2、聖学院大学出版会、二〇一一年、一三七―一九八頁
第三章「スピリチュアルケアと信力の一考察」、窪寺俊之編著『スピリチュアルケアの心 ―いのちを育む力・委ねる力』スピリチュアルケアを学ぶ6、聖学院大学出版会、二〇一六年、一七七―二一二頁
第四章「祈りのスピリチュアルケア――宗教や信仰を持たない人への『執り成しの祈り』」、窪寺俊之編著『スピリチュアルな存在として――人間観・価値観の問い直し』スピリチュアルケアを学ぶ7、聖学院大学出版会、二〇一六年、二二五―二五八頁
第五章「スピリチュアルアセスメント――経験知は有効か」『聖学院大学論叢』第26巻第1号、聖学院大学、二〇一三年、一三五―一五二頁
第六章「スピリチュアルアセスメントとしてのヒストリー法――『信望愛』法の可能性」、窪寺俊之編著『愛に基づくスピリチュアルケア――意味と関係の再構築を支える』スピリチュアルケアを学ぶ5、聖学院大学出版会、二〇一四年、一八五―二一二頁

第七章「『スピリチュアリティとは何か』をあらためて問う」書き下ろし
第八章「スピリチュアルケアと自殺念慮者へのケア」、窪寺俊之編著『スピリチュアルコミュニケーション——生きる希望と尊厳を支える』スピリチュアルケアを学ぶ3、聖学院大学出版会、二〇一三年、一五五—一八三頁
第九章「生きる意味を求めて——ホスピスの経験から考える」、窪寺俊之編著『スピリチュアルペインに向き合う——こころの安寧を求めて』スピリチュアルケアを学ぶ2、聖学院大学出版会、二〇一一年、一一五—一三三頁
第十章「スピリチュアルなものへの魂の叫び」、窪寺俊之編著『癒やしを求める魂の渇き』スピリチュアルケアを学ぶ1、聖学院大学出版会、二〇一一年、一四一—一六二頁
第十一章「スピリチュアリティと心の援助」、窪寺俊之編著『癒やしを求める魂の渇き』スピリチュアルケアを学ぶ1、聖学院大学出版会、二〇一一年、九—二六頁

今回、聖学院大学出版会より、大学での研究を一冊にまとめて出版させていただくことになり心から感謝している。聖学院大学総合研究所所長・聖学院大学出版会会長の清水正之先生、元所長・会長の阿久戸光晴先生、そして大学学術支援部の木下元部長がスピリチュアルケアの意義を認めて研究と講演活動を支えてくださったことに心から感謝したい。今回も丁寧な編集作業をしてくださった花岡和加子様に心からの感謝をしたいと思う。

十分に学問的検討がなされていない点は、皆様の忌憚のないご批判をいただきつつ、今後の課題として研究に励みたい。

二〇一七年　九月

窪寺　俊之

著書紹介

窪寺俊之（くぼてら　としゆき）

聖学院大学大学院客員教授。

1939年生まれ。博士（人間科学、大阪大学）。埼玉大学卒業、東京都立大学大学院（臨床心理学）に学ぶ。米国エモリー大学神学大学院修了（M. Div.）、コロンビア神学大学大学院修了（Th. M.）。米国、リッチモンド記念病院（ヴァージニア州）と淀川キリスト病院（大阪市）でチャプレン（病院付き牧師）。イーストベイ・フリーメソジスト教会牧師（米国、カリフォルニア州）。関西学院大学神学部教授、聖学院大学人間福祉学部教授（こども心理学科長）、聖学院大学大学院教授を経て現職。日本臨床死生学会常任理事、日本スピリチュアルケア学会理事、日本神学会会員、日本ホスピス・緩和ケア研究振興財団評議員。

【著書】『スピリチュアルケア入門』(三輪書店)、『スピリチュアルケア学序説』(同)、『スピリチュアルケア学概説』(同)、『スピリチュアルケアを語る――ホスピス、ビハーラの臨床から』(共著、関西学院大学出版会)、『続・スピリチュアルケアを語る――医療・看護・介護・福祉への新しい視点』(共著、同)、『緩和医療学』(共著、三輪書店)、『死生論』(共著、メンタルケア協会)、『系統看護学講座　別巻10　ターミナルケア』(共著、医学書院)、『癒やしを求める魂の渇き』(編著、シリーズ〈スピリチュアルケアを学ぶ〉、聖学院大学出版会)、『スピリチュアルペインに向き合う』(同)、『スピリチュアルコミュニケーション』(同)、『スピリチュアルケアの実現に向けて』(同)、『愛に基づくスピリチュアルケア』(同)、『スピリチュアルケアの心』(同)、『スピリチュアルな存在として』(同)、『希望を支える臨床生死観』(編著、臨床死生学研究叢書５、同)、ほか。

【訳書】シャロン・フィッシュ、ジュディス・シェリー『看護の中の宗教的ケア』(共訳、すぐ書房)、D・D・ウィリアムズ『魂への配慮』(訳、日本基督教団出版局)、モーリス・ワイルズ『神学とは何か』(訳、新教出版社)、ケネス・デール『キリスト教カウンセリングの方法と実際』(訳、日本ルーテル神学大学附属人間成長とカウンセリング研究所)、ルース・L・コップ『愛する人が死にゆくとき』(共訳、相川書房)、など。

スピリチュアルケア研究《けんきゅう》
——基礎《きそ》の構築《こうちく》から実践《じっせん》へ——

2017年11月20日　初版第1刷発行

著　者　窪　寺　俊　之

発行者　清　水　正　之

発行所　聖学院大学出版会
〒362-8585 埼玉県上尾市戸崎1番1号
Tel. 048-725-9801
Fax. 048-725-0324
E-mail : press@seigakuin-univ.ac.jp

印刷所　望月印刷株式会社

ISBN978-4-909022-78-3 C3047

臨床死生学研究叢書５

希望を支える臨床生死観

窪寺俊之 編著

ISBN978-4-907113-13-1（2015）　4,000円（本体）

〈カウンセリング〉

ヘンリ・ナウエンに学ぶ——共苦と希望

平山正実・堀　肇 編著

ISBN978-4-907113-08-7（2014）　1,800円（本体）

ヘンリ・ナウエンは現代人の孤立・孤独・霊的渇きをどう理解し、それに応えるためにどのようにアプローチしたか。彼の私たちへのコミュニケーションのスタイルは何か。どうしてそれが私たちの魂を奪い、感動を与えるのか。素晴らしい著作群の背後にある創作の秘密をさぐります。ナウエンの霊性や思想の理解、相手と影響し合うコミュニケーション方法の理解に役立つ一冊となっています。

臨床死生学研究叢書３

死別の悲しみを学ぶ

平山正実 編著

ISBN978-4-915832-91-8（2012）　4,000円（本体）

Ⅰ　**臨床にみる生と死**

がん患者の身体と心の痛み――緩和ケア理解を深めるために　白土　辰子

入院している子どもの生と死
――遊びをとおした支援の現場から　田中久美子

子どもの病と死をめぐる親の経験
――小児がんで子どもを亡くした親の語りから　三輪久美子

Ⅱ　**援助者と「生と死の教育」**

死の臨床に携わる援助者のための死生観　窪寺　俊之

大学生の生と死のとらえ方
――学生相談室で出会う「死」とグリーフカウンセリング、
そして「生」へ　竹渕　香織

自死遺族に対する悲嘆支援者の心得　平山　正実

Ⅲ　**「生と死の教育」の試み**

大学における死生学教育の展開――英米と日本、現状と展望　山崎　浩司

大学生の生と死の教育
――文学によるデス・エデュケーションの試み　小高　康正

看護基礎教育における「死生学教育」　中村　鈴子

ルターにおける生と死の教育　金子　晴勇

臨床死生学研究叢書４

臨床現場からみた生と死の諸相

平山正実 編著

ISBN978-4-907113-03-2（2013）　4,000円（本体）

Ⅰ　**臨床現場からみた生と死**

緩和ケアにおける死の受容のために
――ユダヤ・キリスト教の死生観・死後観を中心として　平山　正実

交流分析を末期医療の現場でどのように用いるか　白井　幸子

子どもの生と死――周産期医療からみえること　船戸　正久

Ⅱ　**臨床知に学ぶ**

緩和ケアをどのように進めるか
――基本的ケアとスピリチュアルケアの力　河　正子

新約聖書の治癒物語を背景にしたスピリチュアルケアの実践　黒鳥　偉作

増加する在宅医療のニーズへの対応
――外来・入院・療養の三段構え構造の構築と発展　竹内　公一

Ⅲ　**東日本大震災からの再生に向けて**

忘れない――死を見つめて生きる　尾形　妙子

東日本大震災とグリーフケア
――教え子を亡くした悲しみと遺族ケア　大西奈保子

〈臨床死生学研究叢書〉

臨床死生学研究叢書 1

死別の悲しみに寄り添う

平山正実 編著

ISBN978-4-915832-76-5（2008）　3,400円（本体）

Ⅰ

臨床医の診た生と死の風景　梅谷　薫

がん告知に対する態度から考察した日本人の死生観　安達富美子

在宅緩和ケアシステムにかかわる官民連携協力体制の構築
——市民グループの立場から　海野志ん子

Ⅱ

HIV 薬害被害遺族におけるグリーフケア　村上　典子

親を亡くした子どもの死の理解　村上　純子

子どもを喪った遺族に対するグリーフケア
——先天性心疾患で子どもを亡くした親の
悲嘆体験からの考察　宗村　弥生

Ⅲ

悲嘆と物語——喪の仕事における死者との関係　小高　康正

自殺者遺族の悲嘆援助について
——キリスト教的臨床死生学の立場から考える　平山　正実

臨床死生学研究叢書 2

死別の悲しみから立ち直るために

平山正実 編著

ISBN978-4-915832-83-3（2010）　4,000円（本体）

Ⅰ　臨床医学における死とグリーフワーク

遺族外来からみえてきたもの　大西　秀樹

がん患者を親にもつ子どもへの症状説明と予期悲嘆　小島ひで子

闘病記とグリーフワーク——遺族が書くことの意味　門林　道子

Ⅱ　社会における死とグリーフワーク

在宅医療におけるホスピスケア
——実現に向けての教育とシステム構築の提案　大西奈保子

自殺と責任をめぐって
——自殺予防と自死遺族の悲嘆克服のために　五十子敬子

カンボジア大量虐殺からの悲嘆克服への道程
——民族のグリーフワークを考える　吹抜　悠子

Ⅲ　宗教によるグリーフワークの意義と問題

グリーフ（悲嘆）ケアにおいて、物語ることの意味
——スピリチュアルな視点からの援助　高橋　克樹

「宗教的思考」から「スピリチュアルな思考」へ
——H・S・クシュナーの悲嘆を中心に　窪寺　俊之

うつ病者の病的罪責感と回復をめぐって
——そのキリスト教人間学的考察　平山　正実

スピリチュアルケアを学ぶ5

愛に基づくスピリチュアルケア　窪寺俊之 編著

——意味と関係の再構築を支える

ISBN978-4-907113-10-0（2014）　2, 300円（本体）

第Ⅰ部

新しい人生の希望——ホスピス医療の現場から　山形　謙二
ホスピスケアの目指すもの——ケアタウン小平の取り組み　山崎　章郎
在宅ホスピスケアと医の原点　川越　厚

第Ⅱ部

スピリチュアリティの架橋可能性をめぐって　小森　英明
スピリチュアルアセスメントとしてのヒストリー法
——「信望愛」法の可能性　窪寺　俊之

スピリチュアルケアを学ぶ6

スピリチュアルケアの心　窪寺俊之 編著

——いのちを育む力・委ねる力

ISBN978-4-907113-18-6（2016）　2, 300円（本体）

第Ⅰ部

いのちを育むホスピスケア——死にゆく人に生かされて　細井　順
死に対峙している魂の苦悩にどのように応えるか
——ホスピスの現場から　下稲葉康之
がん医療の現場から見た心の問題　大西　秀樹

第Ⅱ部

スピリチュアルケアと信力の一考察　窪寺　俊之
スピリチュアルケアと〈他者論〉　伊藤　高章

スピリチュアルケアを学ぶ7

スピリチュアルな存在として　窪寺俊之 編著

——人間観・価値観の問い直し

ISBN978-4-907113-19-3（2016）　2, 300円（本体）

第Ⅰ部

心へのケアと癒やし——スピリチュアリティとユーモア　アルフォンス・デーケン
心身の病とたましいのケア——大切だけれど忘れがちなこと　田村　綾子
押しつけられた健康観から自由に——“健康”が義務となる検査社会の中で
関　正勝
二一世紀社会へのスピリチュアリティ論の貢献——平和とスピリチュアリティ
阿久戸光晴

第Ⅱ部

スピリチュアルケアの可能性
——精神科領域におけるニーズおよび担い手としてのソーシャルワーカー　田村　綾子
祈りのスピリチュアルケア
——宗教や信仰を持たない人への「執り成しの祈り」　窪寺　俊之

スピリチュアルケアを学ぶ４

スピリチュアルケアの実現に向けて　窪寺俊之 編著

――「第18回日本臨床死生学会大会」の取り組み

ISBN978-4-907113-05-6（2013）　2,300円（本体）

〈スピリチュアルケアを学ぶ〉シリーズ

スピリチュアルケアを学ぶ1

癒やしを求める魂の渇き 窪寺俊之 編著

——スピリチュアリティとは何か

ISBN978-4-915832-90-1（2011） 1, 800円（本体）

スピリチュアリティと心の援助	窪寺 俊之
病む人の魂に届く医療を求めて	柏木 哲夫
スピリチュアリティの現在とその意味	島薗 進
悲嘆とスピリチュアルケア	平山 正実
スピリチュアルなものへの魂の叫び	窪寺 俊之

スピリチュアルケアを学ぶ2

スピリチュアルペインに向き合う 窪寺俊之 編著

——こころの安寧を求めて

ISBN978-4-915832-94-9（2011） 2, 200円（本体）

第Ⅰ部

医療が癒やせない病 ——生老病死の日本的なスピリチュアルケア	カール・ベッカー
一臨床医のナラティブ ——自らのスピリチュアルペインと向き合って	西野 洋
生きる意味を求めて ——ホスピスの経験から考える	窪寺 俊之

第Ⅱ部

「スピリチュアル／宗教的ケア」の役割と課題 ——高見順と原崎百子の闘病日記の比較研究	窪寺 俊之

スピリチュアルケアを学ぶ3

スピリチュアルコミュニケーション 窪寺俊之 編著

——生きる希望と尊厳を支える

ISBN978-4-907113-02-5（2013） 2, 200円（本体）

第Ⅰ部

スピリチュアルコミュニケーション ——生きる支え	林 章敏
希望・尊厳・スピリチュアル ——緩和ケアからのアプローチ	清水 哲郎
無心とスピリチュアリティ ——日本的なスピリチュアルケアのために	西平 直

第Ⅱ部

スピリチュアルケアと自殺念慮者へのケア	窪寺 俊之
医療および看護学のスピリチュアルアセスメントの特徴と問題点 ——牧会ケアとの比較を通して	中井 珠恵